Kohlhammer

DKG-Publikationen

Materialien und Informationen der DKG

Herausgegeben von der Deutschen Krankenhausgesellschaft e. V., Berlin

Eine Übersicht aller lieferbaren und im Buchhandel angekündigten Bände der Reihe finden Sie unter:

 https://shop.kohlhammer.de/dkgpub

Haftungsausschluss:

Die Materialiensammlung zum ambulanten Operieren nach § 115b SGB V und zur sektorengleichen Vergütung nach § 115f SGB V beinhaltet die gesetzlichen Grundlagen für das ambulante Operieren und die Leistungserbringung gemäß § 115f SGB V, das aktuelle Vertragswerk zum ambulanten Operieren mit Umsetzungshinweisen und Beispielen für die Leistungsabrechnung sowie die Hybrid-DRG-Vergütungsvereinbarung nebst Umsetzungsvereinbarung und Umsetzungshinweisen. Diese Darstellungen bilden die wesentlichen Sachverhalte ab, erheben jedoch keinen Anspruch auf Vollständigkeit und ersetzen keine individuelle rechtliche Beratung. Insofern übernimmt die Deutsche Krankenhausgesellschaft keine Haftung für die Anwendung der Materialien.

Hinweis Geschlechtsneutralität:
Soweit im Folgenden Personen in der männlichen Form genannt werden, dient dies ausschließlich der besseren Lesbarkeit; es sind stets alle Geschlechter umfasst.

Deutsche
Krankenhausgesellschaft e.V. (Hrsg.)

Ambulantes Operieren nach § 115b SGB V und sektorengleiche Vergütung nach § 115f SGB V

AOP-Vertrag, Vergütungsvereinbarung nach
§ 115f SGB V und Umsetzungshinweise

2., aktualisierte Auflage

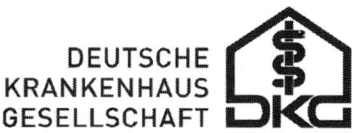 Verlag W. Kohlhammer

Dieses Werk einschließlich aller seiner Teile ist urheberrechtlich geschützt. Jede Verwendung außerhalb der engen Grenzen des Urheberrechts ist ohne Zustimmung des Verlags unzulässig und strafbar. Das gilt insbesondere für Vervielfältigungen, Übersetzungen, Mikroverfilmungen und für die Einspeicherung und Verarbeitung in elektronischen Systemen.

Die Wiedergabe von Warenbezeichnungen, Handelsnamen und sonstigen Kennzeichen in diesem Buch berechtigt nicht zu der Annahme, dass diese von jedermann frei benutzt werden dürfen. Vielmehr kann es sich auch dann um eingetragene Warenzeichen oder sonstige geschützte Kennzeichen handeln, wenn sie nicht eigens als solche gekennzeichnet sind.

Es konnten nicht alle Rechtsinhaber von Abbildungen ermittelt werden. Sollte dem Verlag gegenüber der Nachweis der Rechtsinhaberschaft geführt werden, wird das branchenübliche Honorar nachträglich gezahlt.

Dieses Werk enthält Hinweise/Links zu externen Websites Dritter, auf deren Inhalt der Verlag keinen Einfluss hat und die der Haftung der jeweiligen Seitenanbieter oder -betreiber unterliegen. Zum Zeitpunkt der Verlinkung wurden die externen Websites auf mögliche Rechtsverstöße überprüft und dabei keine Rechtsverletzung festgestellt. Ohne konkrete Hinweise auf eine solche Rechtsverletzung ist eine permanente inhaltliche Kontrolle der verlinkten Seiten nicht zumutbar. Sollten jedoch Rechtsverletzungen bekannt werden, werden die betroffenen externen Links soweit möglich unverzüglich entfernt.

2., aktualisierte Auflage 2025

Alle Rechte vorbehalten
© W. Kohlhammer GmbH, Stuttgart
Gesamtherstellung: W. Kohlhammer GmbH, Heßbrühlstr. 69, 70565 Stuttgart
produktsicherheit@kohlhammer.de

Urheber des Werkes:
Deutsche Krankenhausgesellschaft e.V.
Wegelystr. 3, 10623 Berlin
Verantwortlich:
Geschäftsbereich Z – Rechtsabteilung,
Geschäftsbereich II Finanzierung und Versorgungsplanung
Tel. +49 30 39 801-0
Fax +49 30 39 801-3000
www.dkgev.de

ISBN 978-3-17-046617-3

E-Book-Format:
pdf: ISBN 978-3-17-046618-0

Inhalt

Vorwort 7
Einleitung 9

Teil I
Ambulant durchführbare Operationen, sonstige stationsersetzender Eingriffe und stationsersetzende Behandlungen nach § 115b SGB V 11

1 Gesetzliche Grundlage (§ 115b SGB V) 13
2 AOP-Vertrag 15
3 Umsetzungshinweise zum AOP-Vertrag 28
4 Umsetzungshinweise zur Abrechnung und Abrechnungsbeispiele (Abrechnung gem. EBM) 59

Teil II
Spezielle sektorengleiche Vergütung nach § 115f SGB V 77

1 Gesetzliche Grundlage (§ 115f SGB V) 79
2 Hybrid-DRG-Vergütungsvereinbarung 82
    Anlage 1: Hybrid-DRG-Leistungskatalog gemäß § 3 für das Jahr 2025 88
    Anlage 2: Hybrid-DRG gemäß § 3 für das Jahr 2025 120
3 Hybrid-DRG-Umsetzungsvereinbarung 124
4 Umsetzungshinweise zur Leistungserbringung gemäß § 115f SGB V 127
5 FAQ zur Leistungserbringung gemäß § 115f SGB V 150

Vorwort

Seit Einführung des § 115b SGB V durch das Gesundheitsstrukturgesetz vom 11.12.1992 sind Krankenhäuser zur ambulanten Durchführung von Operationen zugelassen. Die Deutsche Krankenhausgesellschaft (DKG), die Kassenärztliche Bundesvereinigung (KBV) und der GKV-Spitzenverband (GKV-SV) wurden durch den Gesetzgeber damit beauftragt, einen Katalog ambulanter Operationen und eine einheitliche Vergütung zu vereinbaren.

Aufgrund der im Laufe der Zeit immer komplexer werdenden Vereinbarungen zum ambulanten Operieren entstand die Idee, eine Materialiensammlung herauszugeben. Diese wurde nach einiger Zeit um Umsetzungshinweise zum Vertrag und Abrechnungsbeispiele ergänzt. Die Materialiensammlung beinhaltet neben der gesetzlichen Grundlage für das ambulante Operieren das aktuelle Vertragswerk mit Erläuterungen und Beispielen für die Leistungsabrechnung.

Zusätzlich dazu wurde durch das Krankenhauspflegeentlastungsgesetz (KHPflEG) vom 20.12.2022 (BGBl. I, Seite 2793) § 115f SGB V neu in das SGB V aufgenommen. Dort ist eine spezielle sektorengleiche Vergütung (sogenannte Hybrid-DRG) für bestimmte in einem Katalog genannte Leistungen vorgesehen, die unabhängig davon erfolgt, ob die vergütete Leistung ambulant oder stationär erbracht wird. Die Materialiensammlung enthält neben der gesetzlichen Grundlage des § 115f SGB V die Hybrid-DRG-Vergütungsvereinbarung nebst Umsetzungsvereinbarung und Umsetzungshinweisen.

Ziel der Materialiensammlung ist es, dem Leser einen Überblick über die geltenden Regelungen in beiden Bereichen zu verschaffen und eine Hilfe bei der praktischen Umsetzung im Krankenhaus zu bieten.

Dr. Gerald Gaß
Vorstandsvorsitzender
der Deutschen Krankenhausgesellschaft

Einleitung

Ausgangspunkt für dieses Werk ist die Materialiensammlung zum ambulanten Operieren, die im Jahr 2021 letztmalig in der 25. Auflage erschienen ist. Diese hatte das Ziel, einen vollständigen Überblick über den Bereich des ambulanten Operierens und eine Hilfestellung bei der Umsetzung im Krankenhaus zu geben.

Durch das MDK-Reformgesetz vom 14.12.2019 (BGBl. I, Seite 2789) wurde das ambulante Operieren gemäß § 115b SGB V zum 01.01.2020 grundlegend neu geregelt. Danach waren die Deutsche Krankenhausgesellschaft (DKG), die Kassenärztliche Bundesvereinigung (KBV) und der GKV-Spitzenverband (GKV-SV) verpflichtet, das Verfahren für die Vergabe eines gemeinsamen Gutachtens einzuleiten, in dem der Stand der medizinischen Erkenntnisse zu ambulant durchführbaren Operationen sowie stationsersetzenden Eingriffen und Behandlungen untersucht wird. Das Gutachten hatte ambulant durchführbare Operationen, stationsersetzende Eingriffe und stationsersetzende Behandlungen konkret zu benennen und in Verbindung damit verschiedene Maßnahmen zur Differenzierung der Fälle nach dem Schweregrad zu analysieren. Auf Basis dieses Gutachtens waren DKG, KBV und GKV-SV verpflichtet, einen Katalog ambulant durchführbarer Operationen, sonstiger stationsersetzender Eingriffe und stationsersetzender Behandlungen sowie einheitliche Vergütungen für Krankenhäuser und Vertragsärzte zu vereinbaren. Da diese neue Systematik zunächst umgesetzt werden musste, erschien vorerst keine neue Auflage der AOP-Materialiensammlung. Die Umsetzung der grundlegenden Änderungen durch das MDK-Reformgesetz nahm einige Zeit in Anspruch und dauert bis heute an.

Zwischenzeitlich wurde darüber hinaus durch das Krankenhauspflegeentlastungsgesetz (KHPflEG) vom 20.12.2022 (BGBl. I, Seite 2793) § 115f SGB V neu in das SGB V aufgenommen. Dort ist eine spezielle sektorengleiche Vergütung (sogenannte Hybrid-DRG) für bestimmte in einem Katalog genannte Leistungen vorgesehen, die unabhängig davon erfolgt, ob die vergütete Leistung ambulant oder stationär erbracht wird. Ausgangspunkt war dabei zunächst, dass die im Katalog genannten Leistungen gemäß § 115f SGB V ausschließlich aus dem AOP-Katalog gemäß § 115b SGB V entnommen werden. Ende 2023 wurde jedoch durch den Gesetzgeber in § 115f SGB V ergänzt, dass in den § 115f-Leistungskatalog auch Leistungen aufgenommen werden können, die nicht im AOP-Katalog genannt sind. Trotzdem bleiben die Regelungsbereiche des § 115b SGB V und § 115f SGB V weiterhin eng miteinander verknüpft, da beide Bereiche zur Ambulantisierung von Leistungen beitragen sollen.

Daraus entstand die Idee, in einer Neuauflage der ehemaligen AOP-Materialiensammlung über beide Bereiche umfassend zu informieren und Hilfestellungen für die Umsetzung im Krankenhaus zu geben.

Teil I

Ambulant durchführbare Operationen, sonstige stationsersetzender Eingriffe und stationsersetzende Behandlungen nach § 115b SGB V

1 Gesetzliche Grundlage (§ 115b SGB V)

§ 115b
Ambulantes Operieren
im Krankenhaus[1]

(1) [1]Der Spitzenverband Bund der Krankenkassen, die Deutsche Krankenhausgesellschaft und die Kassenärztlichen Bundesvereinigungen vereinbaren auf der Grundlage des Gutachtens nach Absatz 1a bis zum 31. Januar 2022

1. einen Katalog ambulant durchführbarer Operationen, sonstiger stationsersetzender Eingriffe und stationsersetzender Behandlungen,
2. einheitliche Vergütungen für Krankenhäuser und Vertragsärzte.

[2]Die Vereinbarung nach Satz 1 tritt mit ihrem Wirksamwerden an die Stelle der am 31. Dezember 2019 geltenden Vereinbarung. [3]In die Vereinbarung nach Satz 1 Nummer 1 sind die in dem Gutachten nach Absatz 1a benannten ambulant durchführbaren Operationen und die stationsersetzenden Eingriffe und stationsersetzenden Behandlungen aufzunehmen, die in der Regel ambulant durchgeführt werden können, sowie allgemeine Tatbestände zu bestimmen, bei deren Vorliegen eine stationäre Durchführung erforderlich sein kann. [4]Die Vergütung nach Satz 1 Nummer 2 ist nach dem Schweregrad der Fälle zu differenzieren und erfolgt auf betriebswirtschaftlicher Grundlage, ausgehend vom einheitlichen Bewertungsmaßstab für ärztliche Leistungen unter ergänzender Berücksichtigung der nichtärztlichen Leistungen, der Sachkosten sowie der spezifischen Investitionsbedingungen. [5]In der Vereinbarung sind die Qualitätsvoraussetzungen nach § 135 Abs. 2 sowie die Richtlinien und Beschlüsse des Gemeinsamen Bundesausschusses nach § 92 Abs. 1 Satz 2 und den §§ 136 bis 136b zu berücksichtigen. [6]In der Vereinbarung ist vorzusehen, dass die Leistungen nach Satz 1 auch auf der Grundlage einer vertraglichen Zusammenarbeit des Krankenhauses mit niedergelassenen Vertragsärzten ambulant im Krankenhaus erbracht werden können. [7]Die Vereinbarung nach Satz 1 ist mindestens alle zwei Jahre, erstmals zum 31. Dezember 2023, durch Vereinbarung an den Stand der medizinischen Erkenntnisse anzupassen. [8]Der Vereinbarungsteil nach Satz 1 Nummer 1 bedarf der Genehmigung des Bundesministeriums für Gesundheit.

(1a) [1]Der Spitzenverband Bund der Krankenkassen, die Deutsche Krankenhausgesellschaft und die Kassenärztlichen Bundesvereinigungen leiten bis zum 30. Juni 2020 das Verfahren für die Vergabe eines gemeinsamen Gutachtens ein, in dem der Stand der medizinischen Erkenntnisse zu ambulant durchführbaren Operationen, stationsersetzenden Eingriffen und stationsersetzenden Behandlungen untersucht wird. [2]Das Gutachten hat ambulant durchführbare Operationen, stationsersetzende Eingriffe und stationsersetzende Behandlungen konkret zu benennen und in Verbindung damit verschiedene Maßnahmen zur Differenzierung der Fälle nach dem

---

[1] Zuletzt geändert durch Artikel 1 des Gesundheitsversorgungsstärkungsgesetzes (GVSG) vom 25.02.2025 (BGBl. 2025 I Nr. 64)

Schweregrad zu analysieren. ³Im Gutachtensauftrag ist vorzusehen, dass das Gutachten spätestens innerhalb eines Jahres, nachdem das Gutachten in Auftrag gegeben worden ist, fertigzustellen ist.

(2) ¹Die Krankenhäuser sind zur ambulanten Durchführung der in dem Katalog genannten Operationen, stationsersetzenden Eingriffe und stationsersetzenden Behandlungen zugelassen. ²Hierzu bedarf es einer Mitteilung des Krankenhauses an die Landesverbände der Krankenkassen und die Ersatzkassen, die Kassenärztliche Vereinigung und den Zulassungsausschuss (§ 96); die Kassenärztliche Vereinigung unterrichtet die Landeskrankenhausgesellschaft über den Versorgungsgrad in der vertragsärztlichen Versorgung. ³Das Krankenhaus ist zur Einhaltung des Vertrages nach Absatz 1 verpflichtet. ⁴Die Leistungen werden unmittelbar von den Krankenkassen vergütet. ⁵Die Prüfung der Wirtschaftlichkeit und Qualität erfolgt durch die Krankenkassen; die Krankenhäuser übermitteln den Krankenkassen die Daten nach § 301, soweit dies für die Erfüllung der Aufgaben der Krankenkassen erforderlich ist. ⁶Leistungen, die Krankenhäuser auf Grundlage des Katalogs nach Absatz 1 Satz 1 Nummer 1 ambulant erbringen, unterliegen nicht der Prüfung durch den Medizinischen Dienst nach § 275c Absatz 1 in Verbindung mit § 275 Absatz 1 Nummer 1.

(3) ¹Kommt eine der Vereinbarungen nach Absatz 1 nicht fristgerecht zustande oder wird eine Vereinbarung nach Absatz 1 ganz oder teilweise beendet und kommt bis zum Ablauf der Vereinbarungszeit keine neue Vereinbarung zustande, entscheidet auf Antrag einer Vertragspartei das sektorenübergreifende Schiedsgremium auf Bundesebene gemäß § 89a. ²Absatz 1 Satz 7 gilt entsprechend für die Festsetzung nach Satz 1 durch das sektorenübergreifende Schiedsgremium auf Bundesebene gemäß § 89a.

(4) ¹In der Vereinbarung nach Absatz 1 können Regelungen über ein gemeinsames Budget zur Vergütung der ambulanten Operationsleistungen der Krankenhäuser und der Vertragsärzte getroffen werden. ²Die Mittel sind aus der Gesamtvergütung und den Budgets der zum ambulanten Operieren zugelassenen Krankenhäuser aufzubringen.

2 AOP-Vertrag

Vertrag nach § 115b Absatz 1 SGB V
– Ambulantes Operieren, sonstige stationsersetzende Eingriffe und stationsersetzende Behandlungen im Krankenhaus –
(AOP-Vertrag)

zwischen

dem GKV-Spitzenverband, Berlin, und

der Deutschen Krankenhausgesellschaft e. V., Berlin, sowie

der Kassenärztlichen Bundesvereinigung, Berlin

vom 18.12.2024

Die Deutsche Krankenhausgesellschaft, die Kassenärztliche Bundesvereinigung und der GKV-Spitzenverband schließen auf Grund des in § 115b SGB V enthaltenen Auftrages folgenden Vertrag:

Präambel

Dieser Vertrag soll dazu dienen, einheitliche Rahmenbedingungen zur Durchführung ambulanter Operationen, sonstiger stationsersetzender Eingriffe und stationsersetzender Behandlungen – nachfolgend „Leistungen gemäß § 115b SGB V" genannt – im niedergelassenen Bereich und im Krankenhaus zu schaffen und die Zusammenarbeit zwischen Vertragsärzten[2] und Krankenhäusern zu fördern. Dies umfasst auch die nach dem Vertragsarztrechtsänderungsgesetz und dem GKV-Versorgungsstrukturgesetz zulässigen Kooperationsmöglichkeiten.

Er zielt darauf ab, auf der Basis des § 39 SGB V zur Vermeidung nicht notwendiger vollstationärer Krankenhausbehandlung eine patientengerechte und wirtschaftliche Versorgung zu sichern und die Kooperation zwischen niedergelassenem Bereich und Krankenhausbereich zu verbessern, einschließlich der gemeinsamen Nutzung von Operationskapazitäten im Krankenhaus.

Die Vertragspartner sind sich bewusst, dass die Leistungserbringung nach wirtschaftlichen Grundsätzen zu erfolgen hat und sowohl die die Leistungen nach § 115b SGB V erbringenden Vertragsärzte als auch die nach § 115b SGB V zugelassenen Krankenhäuser gleichberechtigt hierzu befugt sind.

Soweit in den einzelnen Bestimmungen dieses Vertrages nicht ausdrücklich Vertragsärzte als Adressaten genannt werden, gelten diese ausschließlich für Krankenhäuser.

---

[2] Aus Gründen der besseren Lesbarkeit wird im Vertrag durchgängig die grammatikalisch männliche Form (Ärzte, Patienten etc.) benutzt. Sie bezieht sich gleichermaßen auf die Geschlechter männlich, weiblich und divers.

Für Vertragsärzte sind die für die vertragsärztliche Versorgung geltenden Vorgaben maßgeblich, insbesondere das SGB V, der Bundesmantelvertrag für Ärzte (BMV-Ä) und der Einheitliche Bewertungsmaßstab (EBM).

Die Vertragspartner werden die Beratungen zur weiteren Umsetzung des gesetzlichen Auftrages sowie zur Umsetzung der Ergebnisse des Gutachtens nach § 115b Abs. 1a SGB V und zur Weiterentwicklung der Schweregraddifferenzierung im Jahr 2025 fortsetzen.

Die Vertragspartner werden die Kontextfaktoren strukturiert analysieren und darauf aufbauend weiterentwickeln.

Die Vertragspartner prüfen, ob und inwieweit eine zusätzliche Finanzierung der ärztlichen Weiterbildung im Rahmen der Vergütung von ambulanten Operationen notwendig ist und wie gegebenenfalls eine Finanzierung in der Vergütung sachgerecht ausgestaltet werden könnte.

Die Vertragspartner sind sich darüber einig, dass die Regelungen dieses Vertrages kein Präjudiz für die weitere Umsetzung des gesetzlichen Auftrages darstellen.

§ 1
Zulassung von Krankenhäusern zur Erbringung von Leistungen gemäß § 115b SGB V

(1) Krankenhäuser sind zur ambulanten Durchführung der in dem Katalog nach § 3 aufgeführten Leistungen gemäß § 115b SGB V in den Leistungsbereichen zugelassen, in denen sie auch stationäre Krankenhausbehandlung erbringen. Hierzu bedarf es einer maschinenlesbaren Mitteilung des Krankenhauses an die zuständigen Landesverbände der Krankenkassen und die Verbände der Ersatzkassen, die Kassenärztliche Vereinigung und den Zulassungsausschuss.

(2) In dieser Mitteilung sind die entsprechenden einzelnen Leistungen, die in diesem Krankenhaus ambulant durchgeführt werden sollen, auf der Grundlage des gemeinsamen Katalogs maschinenlesbar zu benennen. Die Krankenhäuser verwenden für diese Mitteilung das zwischen dem GKV-Spitzenverband und der Deutschen Krankenhausgesellschaft abgestimmte Formular in der jeweils aktuellen Fassung.

(3) Die Vertragsparteien werden das Meldeverfahren zur ambulanten Durchführung der in dem Katalog nach § 3 aufgeführten Leistungen gemäß § 115b SGB V und die technische Umsetzung des Meldeverfahrens weiterentwickeln.

§ 2
Zugang der Patienten zu Leistungen nach § 115b SGB V

(1) Leistungen gemäß § 115b SGB V sollen in der Regel auf Veranlassung eines Vertragsarztes unter Verwendung eines Überweisungsscheins durchgeführt werden. Falls ein Patient ohne Überweisungsschein das Krankenhaus oder den leistungserbringenden Vertragsarzt zur Erbringung einer Leistung nach § 115b SGB V aufsucht, gilt die elektronische Gesundheitskarte in Verbindung mit einem amtlichen Lichtbildausweis als Nachweis für die Mitgliedschaft. Der für die Leistung gemäß § 115b

SGB V verantwortliche Arzt entscheidet über Art und Umfang der ambulanten Leistung.

(2) Aus dem als Anlage 1 des Vertrages beigefügten „Katalog ambulant durchführbarer Operationen, sonstiger stationsersetzender Eingriffe und stationsersetzender Behandlungen" kann nicht die Verpflichtung hergeleitet werden, dass die dort aufgeführten Eingriffe ausschließlich ambulant zu erbringen sind. Der Arzt ist verpflichtet, in jedem Einzelfall zu prüfen, ob Art und Schwere der beabsichtigten Leistung unter Berücksichtigung des Gesundheitszustandes des Patienten die ambulante Durchführung nach den Regeln der ärztlichen Kunst mit den zur Verfügung stehenden Möglichkeiten erlauben. Zugleich muss sich der verantwortliche Arzt vergewissern und dafür Sorge tragen, dass der Patient nach Entlassung aus der unmittelbaren Betreuung des behandelnden Arztes auch im häuslichen Bereich sowohl ärztlich als gegebenenfalls auch pflegerisch angemessen versorgt wird. Die Entscheidung ist zu dokumentieren.

§ 3
Katalog ambulant durchführbarer Operationen, sonstiger stationsersetzender Eingriffe und stationsersetzender Behandlungen

In der Anlage 1 dieses Vertrages sind abschließend die Leistungen aufgeführt, die Operationen, stationsersetzende Eingriffe und stationsersetzende Behandlungen gemäß § 115b SGB V darstellen.

§ 4
Präoperative Leistungen

(1) Zur Vermeidung von Doppeluntersuchungen stellt der überweisende Arzt dem die Leistung nach § 115b SGB V durchführenden Arzt die im Zusammenhang mit der vorgesehenen Leistung gemäß § 115b SGB V bedeutsamen Unterlagen zur Verfügung. Der die Leistung gemäß § 115b SGB V durchführende Arzt/Anästhesist hat diese Unterlagen bei seiner Entscheidung zu berücksichtigen. Werden bereits durchgeführte Untersuchungen nochmals veranlasst, so sind diese in medizinisch begründeten Fällen von den Kostenträgern zu vergüten. Diese sind bei der Abrechnung zu kennzeichnen und auf Nachfrage zu begründen.

(2) Erfolgt eine vollstationäre Behandlung, so sind die diagnostischen Maßnahmen, die der Vorbereitung dieser stationären Behandlung dienen und innerhalb der Fristen gemäß § 115a Absatz 2 SGB V erbracht werden, nicht als Leistungen gemäß § 115b SGB V abzurechnen.

(3) Der die Leistung nach § 115b SGB V durchführende Krankenhausarzt/Anästhesist ist berechtigt, die gegebenenfalls zusätzlich erforderlichen, auf das eigene Fachgebiet bezogenen diagnostischen Leistungen im Krankenhaus durchführen zu lassen, soweit das Krankenhaus über die hierfür erforderlichen Einrichtungen verfügt. Diese Leistungen sind mit den Krankenkassen nach Maßgabe der Abrechnungsbestimmungen des EBM und des § 9 abzurechnen.

(4) Handelt es sich um notwendige fachgebietsbezogene Leistungen, die vom Krankenhaus nicht erbracht werden können, hat der die Leistung gemäß § 115b SGB V durchführende Krankenhausarzt den Patienten an einen niedergelassenen Vertragsarzt dieses Fachgebietes, einen ermächtigten Krankenhausarzt, eine ermächtigte ärztlich geleitete Einrichtung oder eine zugelassene Einrichtung mittels Definitionsauftrag durch Verwendung des entsprechenden Vordrucks gemäß § 18 zu überweisen.

(5) Soweit es sich um notwendige, nicht fachgebietsbezogene Leistungen handelt, hat der die Leistung gemäß § 115b SGB V durchführende Krankenhausarzt den Patienten an einen Vertragsarzt dieses anderen Fachgebietes, einen ermächtigten Krankenhausarzt, eine ermächtigte ärztlich geleitete Einrichtung oder eine zugelassene Einrichtung mittels Definitionsauftrag durch Verwendung des entsprechenden Vordrucks gemäß § 18 zu überweisen.

§ 5
Intraoperative Leistungen

In Verbindung mit einer Leistung nach § 115b SGB V können intraoperative Leistungen erbracht oder veranlasst werden, die in einem unmittelbaren zeitlichen und medizinischen Zusammenhang mit der Leistung stehen (insbesondere Laboruntersuchungen, Leistungen der konventionellen Radiologie, Histologie oder der Pathologie).

§ 6
Postoperative Leistungen

Postoperative, auf das eigene Fachgebiet des die Leistung gemäß § 115b SGB V durchführenden Krankenhausarztes/Anästhesisten bezogene ärztliche Leistungen, einschließlich der Leistungen des Abschnitts 31.3 des EBM, die erforderlich sind, um den Behandlungserfolg der im Krankenhaus durchgeführten Leistung nach § 115b SGB V zu sichern bzw. zu festigen, sind auch von fachlich verantwortlichen Krankenhausärzten durchzuführen. Die Behandlungsdauer soll 21 Tage nicht überschreiten, ohne dass es einer erneuten Überweisung bedarf.

§ 7
Unterrichtung des weiterbehandelnden Vertragsarztes

Nach Durchführung der Leistung gemäß § 115b SGB V ist dem Patienten eine für den weiterbehandelnden Vertragsarzt bestimmte Kurzinformation mitzugeben, aus der die Diagnose, die Therapieangaben, die angezeigten Rehabilitationsmaßnahmen sowie die Beurteilung der Arbeitsfähigkeit hervorgehen. Diese Information ist obligater Bestandteil der Leistung und somit nicht gesondert abrechenbar.

§ 8
Allgemeine Tatbestände, bei deren Vorliegen die stationäre Durchführung von Leistungen gemäß Anlage 1 erforderlich sein kann (Kontextfaktoren)

(1) Allgemeine Tatbestände, bei deren Vorliegen die stationäre Durchführung von Leistungen gemäß § 115b Absatz 1 Satz 3 SGB V erforderlich sein kann (im Folgenden Kontextfaktoren), sind Anlage 2 zu entnehmen. Die Kontextfaktoren dienen ausschließlich der Begründung einer stationären Durchführung von Leistungen nach § 3 dieses Vertrags, die regelhaft ambulant erbracht werden können. Das Vorliegen eines Kontextfaktors nach Satz 1 ist ausreichend für die Begründung einer stationären Durchführung einer Leistung nach § 3. Dennoch kann jede Leistung auch bei Vorliegen eines Kontextfaktors oder mehrerer Kontextfaktoren weiterhin ambulant erbracht werden, sofern dies aus medizinischen Gründen vertretbar ist.

(2) Liegt bei Patienten anhand der Hauptleistung erkennbar von vornherein eine stationäre Behandlungsbedürftigkeit vor, besteht keine Notwendigkeit, diese anhand der für den Leistungsbereich des § 115b SGB V entwickelten Kontextfaktoren zu begründen.

(3) Die Kontextfaktoren sind vom Krankenhaus zu dokumentieren und im Rahmen der Abrechnung eines vollstationären Krankenhausfalles nach § 301 SGB V zu übermitteln. Für die Dokumentation der Kontextfaktoren gelten die Regelungen der Deutschen Kodierrichtlinien in der jeweils aktuellen Fassung.

(4) Liegen anstelle von den in Anlage 2 genannten Kontextfaktoren medizinische Gründe oder soziale Gründe vor, die dazu führen, dass die Versorgung des Patienten in der Häuslichkeit nicht sichergestellt werden kann und dadurch der medizinische Behandlungserfolg gefährdet ist, so sind diese Gründe bei einer stationären Durchführung der Leistung nach Anlage 1 fallindividuell darzustellen und der Krankenkasse elektronisch zu übermitteln.

§ 9
Vergütung

(1) Die im Katalog nach § 3 aufgeführten ambulant durchführbaren Operationen, sonstigen stationsersetzenden Eingriffe und stationsersetzenden Behandlungen sowie die nach den §§ 4, 5 und 6 erbrachten Leistungen des Krankenhauses und der Vertragsärzte werden mit den Preisen für den Regelfall der für den Standort des Krankenhauses geltenden regionalen Euro-Gebührenordnung nach § 87a Absatz 2 SGB V bzw. den diesen zu Grunde liegenden Punktwerten und den Punktzahlen des EBM vergütet. Die Abrechnungsbestimmungen des EBM gelten für die Krankenhäuser entsprechend.

(2) Sieht dieser Vertrag abweichende Regelungen zur Vergütung der Leistungen von Vertragsärzten und Krankenhäusern vor, gehen diese Absatz 1 bzw. den EBM-Bestimmungen vor.

(3) Die Vergütung nach den Absätzen 1 und 2 kann nach Maßgabe des § 10 für Vertragsärzte und Krankenhäuser nach Schweregraden differenziert werden.

(4) Werden geplante Eingriffe nicht durchgeführt oder während der Durchführung vorzeitig abgebrochen, werden den Krankenhäusern und den Vertragsärzten nur diejenigen Leistungen vergütet, deren Leistungsinhalt vollständig erbracht worden sind.

(5) Wird ein Patient an demselben Tag in unmittelbarem Zusammenhang mit der Leistungserbringung gemäß § 115b SGB V eines Krankenhauses stationär aufgenommen, erfolgt die Vergütung nur nach Maßgabe der Bundespflegesatzverordnung bzw. des Krankenhausentgeltgesetzes. Wird ein Patient am Folgetag in unmittelbarem Zusammenhang mit der Leistungserbringung nach § 115b SGB V eines Krankenhaus stationär aufgenommen, erfolgt die Vergütung nur nach Maßgabe der Bundespflegesatzverordnung bzw. des Krankenhausentgeltgesetzes, sofern die tatsächliche postoperative Nachbeobachtung über den Kalendertag der Leistung nach § 115b SGB V hinausgeht und zwischen dem Ende der Leistung nach § 115b SGB V (inklusive tatsächlich erfolgter postoperativer Nachbeobachtung) und der stationären Aufnahme des Patienten nicht mehr als zwölf Stunden liegen. In diesen Fällen gilt das Datum der Leistung nach § 115b SGB V als Aufnahmedatum.

(6) Krankenhäuser sind bei der Vergütung ambulanter Leistungen wie Vertragsärzte der entsprechenden Fachrichtung einzustufen. Dies gilt insbesondere auch für die separate Abrechenbarkeit anästhesiologischer Leistungen/Narkosen, sofern im Krankenhaus bei Leistungen gemäß § 115b SGB V sowohl ein Operateur als auch ein Anästhesist des Krankenhauses beteiligt sind oder die Leistung nach § 115b SGB V durch einen belegärztlich tätigen Vertragsarzt erfolgt und das Krankenhaus nur die Anästhesieleistung erbringt. Krankenhäuser können die im Katalog nach § 3 aufgeführten Leistungen nach § 115b SGB V und anästhesiologische Leistungen/Narkosen auch auf der Grundlage einer vertraglichen Zusammenarbeit des Krankenhauses mit Vertragsärzten ambulant im Krankenhaus erbringen.

§ 10
Schweregraddifferenzierung

(1) Die Vergütung gemäß § 9 Absätze 1 und 2 für die Leistungen des Krankenhauses und der Vertragsärzte nach Anlage 1 wird nach Maßgabe der folgenden Absätze mit einem Vergütungsaufschlag versehen.

(2) Die Vergütung wird insoweit nach Schweregraden differenziert, dass Reoperationen, soweit sie nicht bereits über eigenständige OPS-Schlüssel abgebildet und spezifisch bewertet sind, mit einem Vergütungsaufschlag versehen werden. Eine Reoperation ist die Wiedereröffnung eines Operationsgebietes zur Behandlung einer Komplikation, Durchführung einer Rezidivtherapie oder zur Durchführung einer anderen Operation in diesem Operationsgebiet.

(3) Für Reoperationen gemäß Absatz 2 sind die jeweiligen Zuschlagspositionen im EBM für die Erbringung von Simultaneingriffen bis zu zweimal bei Eingriffen der Zeitkategorien 1, 2, 3 oder 4 sowie bis zu viermal bei Eingriffen der Zeitkategorien 5, 6 oder 7 berechnungsfähig.

(4) Für eine Abrechnungsfähigkeit der Zuschlagspositionen ist zusätzlich zum Eingriff gemäß Abschnitt 1 AOP-Katalog der OPS-Zusatzkode 5-983 Reoperation zu

dokumentieren. Die Schnitt-Naht-Zeit ist durch das OP- oder Narkoseprotokoll nachzuweisen.

(5) Für die operative Versorgung von Frakturen sowie die geschlossenen Repositionen von Frakturen ohne Osteosynthesen ist ein Zuschlag in Höhe von 20 % auf die Vergütung der Operationsleistung aus 31.2 EBM. bzw. der konservativen Behandlung aus Abschnitt 31.6 EBM berechnungsfähig. Die entsprechenden OPS-Kodes, die kodierte Zusatzziffer und die Vergütungshöhe sind in der Anlage 3 aufgeführt. Der jeweilige Zuschlag für die Versorgung von Frakturen ist Teil der Honorarsumme nach § 11 Abs. 3.

(6) Je erbrachter Leistung gemäß § 115b SGB V ist auch bei Vorliegen unterschiedlicher Schweregradkriterien je Behandlungstag nur ein Schweregradzuschlag berechnungsfähig. Es erfolgt die Abrechnung des relevanten höchstwertigen Zuschlags.

§ 11
Vergütung von Sachkosten (Verbrauchsmaterialien, Verbandmittel, Arzneimittel, Hilfsmittel)

(1) Die für die Durchführung der Leistungen gemäß § 3 und der Leistungen nach den §§ 4 bis 6 benötigten Verbrauchsmaterialien, Verbandmittel, Arzneimittel und Hilfsmittel werden vom Krankenhaus zur Verfügung gestellt. Die Abrechnung der Sachkosten und Arzneimittel erfolgt zwischen dem Krankenhaus und den Krankenkassen gemäß § 20. Der Krankenhausarzt ist nicht berechtigt, die in diesem Absatz aufgeführten Mittel auf Kassenrezept zu verordnen.

(2) Sachmittel nach Absatz 1, deren Kosten gemäß Nummer 7.1 der Allgemeinen Bestimmungen des EBM (Praxisbedarf) mit der Gebühr für die ärztliche Leistung abgegolten sind, oder Sachmittel, die explizit Leistungsinhalt der Leistungen des EBM sind, sind nicht gesondert berechnungsfähig.

(3) Arznei- und Sachmittel, die weder nach Absatz 2 Bestandteil der berechnungsfähigen ärztlichen Leistungen des EBM sind noch gemäß den Absätzen 4 bis 7 gesondert abgerechnet werden können, werden durch einen pauschalen Zuschlag auf die gesamte Honorarsumme in Höhe von 7 % vergütet. Sofern eine leistungsbezogene Kostenpauschale nach Absatz 4 in Rechnung gestellt wird, ist die entsprechende ärztliche Leistung des EBM für die Berechnung der Zuschlagshöhe aus der Honorarsumme auszuklammern.

(4) Die im Kapitel 40 des EBM ausgewiesenen Kostenpauschalen sind berechnungsfähig. Die Kostenpauschalen sind nicht in die Honorarsumme zur Berechnung des pauschalen Zuschlags nach Absatz 3 einzurechnen.

(5) Nachfolgende Sachmittel werden dem Krankenhaus zusätzlich zu der Vergütung nach den Absätzen 3 und 4 nach Aufwand erstattet, soweit sie je nachfolgend aufgeführter Sachmittelposition (je Spiegelstrich) einen Betrag von 6,25 Euro im Behandlungsfall überschreiten:

- im Körper verbleibende Implantate in Summe
- Röntgenkontrastmittel
- Nahtmaterial
- diagnostische und interventionelle Katheter einschließlich Führungsdraht, Gefäßschleuse, Einführungsbesteck und Verschlusssysteme im Zusammenhang mit angiologisch-diagnostischen und -therapeutischen, gefäßchirurgischen und phlebologischen Leistungen
- diagnostische und interventionelle Katheter einschließlich Führungsdraht, im Zusammenhang mit gastroskopischen Leistungen (inklusive Leistungen an den Gallenwegen) und/oder koloskopischen Leistungen
- Trokare, Endoclips und Einmalapplikatoren für Clips, im Zusammenhang mit laparoskopischen Leistungen
- Narkosegase, Sauerstoff
- diagnostische und interventionelle Katheter (ausgenommen Transferkatheter) einschließlich Führungsdraht im Zusammenhang mit Leistungen zur In-vitro-Fertilisation abzüglich des Patienteneigenanteils
- Iris-Retraktoren, Kapselspannringe, Injektionshalterungen bei ophthalmochirurgischen Leistungen
- Ophthalmica (Viskoelastika, Perfluordecaline, Silikonöl, C3F8-Gas) bei ophthalmochirurgischen Leistungen
- Schienen, Kompressionsstrümpfe (nicht Anti-Thrombosestrümpfe)
- diagnostische und interventionelle Katheter einschließlich Führungsdraht, Ureterschleusen (Führungshülsen) im Zusammenhang mit urologischen Leistungen

(6) Das Krankenhaus wählt die gesondert berechnungsfähigen Materialien nach Absatz 5 unter Beachtung des Wirtschaftlichkeitsgebotes und der medizinischen Notwendigkeit aus. Es hat die rechnungsbegründenden Unterlagen in Form der Originalrechnungen für die Dauer von fünf Jahren aufzubewahren und vorzuhalten. Aus den Originalrechnungen muss der Name des Herstellers bzw. des Lieferanten, die Artikelbezeichnung sowie die vom Hersteller bzw. Lieferanten festgelegte Artikelnummer hervorgehen. Das Krankenhaus ist verpflichtet, die tatsächlich realisierten Preise in Rechnung zu stellen und nach Maßgabe der Krankenkasse nachzuweisen. Gegebenenfalls vom Hersteller bzw. Lieferanten gewährte Rückvergütungen, wie Preisnachlässe, Rabatte, Umsatzbeteiligungen, Bonifikationen und rückvergütungsgleiche Gewinnbeteiligungen mit Ausnahme von Barzahlungsrabatten, sind weiterzugeben. Ein Skonto (Preisnachlass bei fristgerechter Zahlung) ist weiterzugeben, soweit dieses 3 % übersteigt. Werden die Materialien bei mehreren Patienten verbraucht, so ist ein durchschnittlicher Preis je Patient zu ermitteln und nach Maßgabe der Krankenkasse nachzuweisen.

(7) Übersteigt der Preis eines Arzneimittels, das nicht Bestandteil der Vergütungen gemäß den Absätzen 2 bis 5 ist, einen Betrag von 40,00 Euro, erfolgt eine Vergütung auf der Grundlage des in der Großen Deutschen Spezialitätentaxe (Lauertaxe) ausgewiesenen Apotheken-Einkaufspreises mit einem Abschlag in Höhe von 25 % zuzüglich Mehrwertsteuer. Der Preis ergibt sich aus den tatsächlich für den Behandlungsfall verbrauchten Einheiten des jeweiligen Arzneimittels und dem Preis einer Einzeldosis der größten, in der Lauertaxe angegebenen Packungseinheit.

(8) Abweichend von Absatz 7 erfolgt für Photosensibilisatoren (z. B. Verteporfin) bei der Photodynamischen Therapie und Hormonpräparate bei Maßnahmen zur künstlichen Befruchtung eine Vergütung auf der Grundlage des in der Lauertaxe ausgewiesenen Apotheken-Einkaufspreises mit einem Abschlag in Höhe von 20 % zuzüglich Mehrwertsteuer. Der Preis ergibt sich aus den tatsächlich für den Behandlungsfall verbrauchten Einheiten des jeweiligen Arzneimittels und dem Preis einer Einzeldosis der größten, in der Lauertaxe angegebenen Packungseinheit. Der Rechnungsbetrag für Hormonpräparate zur In-vitro-Fertilisation ist um den Eigenanteil der Patienten zu reduzieren. Der Betrag nach Absatz 7 Satz 1 (40,00 Euro) gilt für Photosensibilisatoren (z. B. Verteporfin) bei der Photodynamischen Therapie und Hormonpräparate bei Maßnahmen zur künstlichen Befruchtung nicht.

§ 12
Facharztstandard

Ärztliche Leistungen gemäß § 115b SGB V werden nach dem jeweilig zum Behandlungszeitpunkt geltenden Facharztstandard erbracht. Danach sind die ärztlichen Leistungen gemäß § 115b SGB V nur von Fachärzten, unter Assistenz von Fachärzten oder unter deren unmittelbarer Aufsicht und Weisung mit der Möglichkeit des unverzüglichen Eingreifens zu erbringen. Werden die im Katalog nach § 3 aufgeführten Leistungen nach § 9 Absatz 6 auf der Grundlage einer vertraglichen Zusammenarbeit des Krankenhauses mit Vertragsärzten ambulant im Krankenhaus erbracht, so ist das Krankenhaus für die Einhaltung des Facharztstandards verantwortlich.

§ 13
Qualitätssicherung

Leistungen des Katalogs gemäß § 115b SGB V, für die Qualitätssicherungsmaßnahmen im Rahmen der vertragsärztlichen Versorgung nach § 135 SGB V existieren, sind auch unter den gleichen Maßgaben von den Krankenhäusern zu erbringen. Richtlinien und Beschlüsse des Gemeinsamen Bundesausschusses (G-BA) nach § 92 Absatz 1 Satz 2 Nummer 13 SGB V und nach §§ 136 bis 136b SGB V sind zu berücksichtigen. Dies betrifft insbesondere die Durchführung von Hygienekontrollen, die Einhaltung der weiteren Strukturqualität sowie auch die Einhaltung von Frequenzregelungen. Frequenzregelungen sind arztbezogen zu erfüllen, wobei alle Leistungen, unabhängig zu wessen Lasten und in welcher Behandlungsform diese erbracht wurden, Anrechnung finden können, insbesondere im Rahmen einer vertraglichen Zusammenarbeit nach § 9 Absatz 6. Leistungen, die unter unmittelbarer Aufsicht und

Weisung von Fachärzten mit der Möglichkeit des unmittelbaren Eingreifens erbracht werden, können von diesen auf die eigene Leistungsfrequenz angerechnet werden.

§ 14
Anpassung der Operationen- und Prozedurenschlüssel

Die Vertragspartner vereinbaren, die erforderlichen Anpassungen der Operationen und sonstigen Prozeduren (OPS) im Katalog der Leistungen gemäß § 115b Absatz 1 SGB V vorzunehmen. Soweit eine Einigung nicht zustande kommt, stellen die Vertragspartner spätestens vier Wochen nach Vorabbekanntgabe des OPS eine gemeinsame Liste von Sachverständigen auf, die im Wege der Schlichtung zu offenen Fragen Stellung nehmen sollen; jeder Vertragspartner kann einen Sachverständigen benennen. Kommt es zu keiner Einigung über die Person des Sachverständigen, entscheidet innerhalb einer Woche das Los, welcher Sachverständige den Auftrag erhält, die Anpassung des OPS innerhalb von vier Wochen zu erstellen. Die Kosten der Beauftragung tragen die Vertragspartner zu gleichen Teilen. Soweit die Vertragspartner nicht innerhalb von zwei Wochen den Sachverständigenvorschlag annehmen oder sich einvernehmlich auf Änderungen des Sachverständigenvorschlags einigen, gilt der Vorschlag des Sachverständigen als abgelehnt.

§ 15
Arbeitsunfähigkeit/Häusliche Krankenpflege

(1) Ist der Patient bedingt durch die durchgeführte Leistung arbeitsunfähig, kann Arbeitsunfähigkeit vom Krankenhausarzt in der Regel bis zu sieben Tagen bescheinigt werden.

(2) Die Verordnung häuslicher Krankenpflege durch den Krankenhausarzt ist bis zu einer Dauer von sieben Tagen möglich, sofern sie im Zusammenhang mit der Sicherstellung des Behandlungserfolges im häuslichen Umfeld des Patienten erfolgt (Sicherungspflege). Die entsprechenden Richtlinien des G-BA über die Verordnung von häuslicher Krankenpflege gelten. Folgeverordnungen sind durch den weiterbehandelnden Vertragsarzt vorzunehmen.

§ 16
Transport des Patienten

Ist ein Krankentransport zu Lasten einer Krankenkasse nach Durchführung einer Leistung gemäß § 115b SGB V notwendig, ist er von dem Krankenhausarzt unter Beachtung der Krankentransport-Richtlinien des G-BA in der jeweils gültigen Fassung anzuordnen.

§ 17
Datenschutz und ärztliche Schweigepflicht

Die datenschutzrechtlichen Vorschriften, insbesondere die einschlägigen datenschutzrechtlichen Bestimmungen des Fünften und Zehnten Buches

Sozialgesetzbuch, des Bundesdatenschutzgesetzes sowie der EU-Datenschutz-Grundverordnung (DS-GVO) und die ärztliche Schweigepflicht sind zu beachten.

§ 18
Dokumentation und Datenübermittlung

(1) Soweit Vordrucke erforderlich sind, verwenden die Krankenhäuser die für die vertragsärztliche Versorgung vereinbarten Formulare. Sie werden ihnen von den Kassenärztlichen Vereinigungen zur Verfügung gestellt.

(2) Die zugelassenen Krankenhäuser haben den Krankenkassen die Daten nach § 301 SGB V zu übermitteln.

(3) Für die Abrechnung der Leistungen gemäß diesem Vertrag sind von Krankenhäusern und Vertragsärzten auf den Abrechnungsunterlagen zwingend die Behandlungsdiagnosen sowie die abrechnungsrelevanten Prozeduren anzugeben. Die Datenübermittlung durch teilnehmende Krankenhäuser erfolgt nach § 301 SGB V.

(4) Bei Vertragsänderungen, die Auswirkungen auf den Datenaustausch nach § 301 SGB V (Rechnungssatz Ambulantes Operieren sowie die korrespondierenden Schlüsselverzeichnisse) haben, ist das Verfahren zum Datenaustausch anzupassen.

§ 19
Maßnahmen zur Sicherung der Wirtschaftlichkeit

Die Vertragspartner werden Maßnahmen zur Sicherung der Wirtschaftlichkeit bei Leistungen gemäß § 115b SGB V in einer gesonderten Vereinbarung treffen.

§ 20
Abrechnungsverfahren der Krankenhäuser

(1) Es ist nur eine Rechnung des Krankenhauses zulässig, die sämtliche abrechenbaren Leistungen gemäß § 115b SGB V gemäß den Anlagen sowie gegebenenfalls der §§ 4, 5, 6 und 11 umfasst.

(2) Erfolgen die Leistung gemäß § 115b SGB V oder die anästhesiologische Leistung/Narkose durch einen Vertragsarzt im Rahmen einer vertraglichen Zusammenarbeit nach § 9 Absatz 6, so sind seine Leistungen vom Krankenhaus in Rechnung zu stellen. Die lebenslange Arztnummer des Vertragsarztes ist auf der Rechnung des Krankenhauses auszuweisen. Eine gesonderte Vergütung des Vertragsarztes erfolgt in diesem Fall weder durch die Krankenkasse noch durch die Kassenärztliche Vereinigung.

(3) Erfolgt die Leistung nach § 115b SGB V durch einen am Krankenhaus tätigen Belegarzt, sind seine Leistungen ausschließlich nach den vertragsärztlichen Regelungen durch den Belegarzt mit der zuständigen Kassenärztlichen Vereinigung abzurechnen. Die Leistung des Belegarztes nach § 3 sowie die lebenslange Arztnummer des Belegarztes sind auf der Rechnung des Krankenhauses gesondert auszuweisen, jedoch nicht in Rechnung zu stellen.

(4) Die Leistungen gemäß § 115b SGB V und gegebenenfalls der §§ 4, 5, 6 und 11 dieses Vertrages werden dem Krankenhaus von der für die Patienten zuständigen Krankenkasse vergütet.

(5) Nach Abschluss des Falles einer Leistung nach § 115b SGB V wird der zuständigen Krankenkasse innerhalb von vier Wochen eine Rechnung übermittelt. Als Versandtag gilt der Tag der Absendung der Rechnung. Ist der letzte Tag der Vier-Wochen-Frist ein arbeitsfreier Tag, verlängert sich die Frist auf den nächstfolgenden Arbeitstag.

(6) Die Krankenkassen haben die Rechnung innerhalb von vier Wochen nach Rechnungseingang zu bezahlen. Als Tag der Zahlung gilt der Tag der Übergabe des Überweisungsauftrags an ein Geldinstitut oder der Versendung von Zahlungsmitteln an das Krankenhaus. Ist der Fälligkeitstag ein Samstag, Sonntag oder gesetzlicher Feiertag, so verschiebt er sich auf den nächstfolgenden Arbeitstag.

§ 21
Schriftform, Nebenabreden

Nebenabreden, Änderungen und Ergänzungen zu dieser Vereinbarung sind nur gültig, wenn sie schriftlich vereinbart worden sind; sie müssen ausdrücklich als Vertragsänderung bzw. Vertragsergänzung bezeichnet sein. Dies gilt auch für die Aufhebung der Schriftformklausel.

§ 22
Geltung des Vertrages

(1) Der Vertrag tritt am 01.01.2025 in Kraft. Er kann mit einer Frist von einem Jahr jeweils zum 30.06. oder zum 31.12. eines jeden Jahres durch einen Vertragspartner gegenüber den anderen Vertragspartnern gekündigt werden. Die Kündigung bedarf der Schriftform. Maßgeblich für die Einhaltung der Kündigungsfrist ist der Zeitpunkt des Zugangs der Kündigung.

(2) Abweichend von Absatz 1 kann der Vertrag bis zum 31.12.2025 mit einer Frist von sechs Wochen zum Quartalsende schriftlich gekündigt werden.

(3) Die Vertragspartner verpflichten sich dazu, innerhalb von drei Monaten nach Kündigung Verhandlungen über einen neuen Vertrag aufzunehmen. Kommt nach Kündigung bis Ablauf der Vereinbarungszeit kein neuer Vertrag zustande, gelten die Bestimmungen des bisherigen Vertrages bis zur Vereinbarung oder zur Festsetzung eines neuen Vertrages weiter.

§ 23
Salvatorische Klausel

Sollten einzelne Klauseln oder Bestimmungen dieses Vertrages ganz oder teilweise unwirksam sein oder werden, so wird hierdurch die Wirksamkeit des Vertrages im Übrigen nicht berührt. Anstelle der unwirksamen Bestimmung werden die Vertragspartner eine Bestimmung vereinbaren, die dem zulässigerweise am nächsten kommt, was die Vertragspartner gewollt haben oder gewollt hätten, wenn sie die Regelungsbedürftigkeit bedacht hätten.

§ 24
Übergangsregelung

Für Leistungen nach Anlage 1 kann das Meldeformular für die Mitteilung nach § 1 Absatz 1 bis zum 31.01.2025 nachgereicht werden.

Anlagen

1) Katalog ambulant durchführbarer Operationen, sonstiger stationsersetzender Eingriffe und stationsersetzender Behandlungen (AOP-Katalog)
   a) AOP-Katalog Deckblatt 2025
   b) AOP-Katalog Präambel 2025
   c) AOP-Katalog 2025 Abschnitt 1
   d) AOP-Katalog 2025 Abschnitt 2
   e) AOP-Katalog 2025 Abschnitt 3
2) Allgemeine Tatbestände, bei deren Vorliegen die stationäre Durchführung von Leistungen gemäß Anlage 1 erforderlich sein kann (Kontextfaktoren)
3) Liste der Frakturzuschläge inklusive Vergütung

3 Umsetzungshinweise zum AOP-Vertrag

Vorbemerkung

Das erweiterte Bundesschiedsamt traf am 18.03.2005 erstmals eine Festsetzung über den Vertrag gemäß § 115b Abs. 1 SGB V (im Folgenden AOP-Vertrag 2005). Da dieser Vertrag die Krankenhäuser gegenüber den Vertragsärzten insbesondere im Bereich der Arznei- und Sachmittelvergütung deutlich benachteiligte, hatte die DKG im Juni 2005 vor dem Sozialgericht (SG) Berlin Klage eingereicht und parallel den Vertrag mit Wirkung zum 30.06.2006 gekündigt. Nach einer Verfahrensdauer von fünf Jahren wies das SG Berlin die Klage 2010 ab, da es den Vertrag für insgesamt ausgewogen hielt. Die Berufung der DKG wurde 2013 durch das Landessozialgericht (LSG) Berlin-Brandenburg abgewiesen. Das Verfahren hatte für die Krankenhäuser Bedeutung im Hinblick auf mögliche Nachforderungen für Sachkosten bei der Abrechnung ambulanter Operationen im Zeitraum 01.04.2005 bis 30.09.2006 sowie eine mögliche zukünftige Gleichstellung der Krankenhäuser mit den Vertragsärzten im Sachkostenbereich. Die DKG legte hiergegen Revision ein, über die das Bundessozialgericht (BSG) Anfang März 2014 entschied. Es verwies aber lediglich die Sache an das Berufungsgericht zurück, da sich dort die unzuständige Kammer mit dem Verfahren befasst hatte. Das LSG Berlin-Brandenburg entschied 2016 in der richtigen Besetzung der Richterbank erneut abschlägig über die Klage der DKG gegen den AOP-Vertrag 2005. Es ließ zwar die Revision vor dem BSG zu, die DKG hat jedoch entschieden, das Klageverfahren nicht weiter fortzuführen. Gegen eine erneute Revision sprachen der ungewisse Verfahrensausgang und die Tatsache, dass eine tatsächliche Gleichstellung der Krankenhäuser mit den Vertragsärzten im Sachmittelbereich erst durch eine Kündigung und erneute Verhandlung des AOP-Vertrages erwirkt werden müsste.

Inzwischen hat der Gesetzgeber gesetzliche Klarstellungen zur einheitlichen Vergütung im Arznei- und Sachkostenbereich vorgenommen. Gemäß § 115b Abs. 1 Satz 4 SGB V ist die Vergütung nach § 115b Abs. 1 Satz 1 Nr. 2 SGB V künftig nach dem Schweregrad der Fälle zu differenzieren und erfolgt auf betriebswirtschaftlicher Grundlage, ausgehend vom einheitlichen Bewertungsmaßstab für ärztliche Leistungen unter ergänzender Berücksichtigung der nichtärztlichen Leistungen, der Sachkosten sowie der spezifischen Investitionsbedingungen. Diese Regelung wurde durch das MDK-Reformgesetz vom 14.12.2019 (BGBl. I, Seite 2789) zum 01.01.2020 neu in das SGB V aufgenommen.

Parallel zur damaligen Klageerhebung kündigte die DKG den Vertrag zum ambulanten Operieren mit Wirkung zum 30.06.2006. Nachdem im Anschluss an die Kündigung die dreiseitigen Verhandlungen über eine Anschlussregelung gescheitert waren, reichte die DKG am 04.05.2006 gemeinsam mit der Kassenärztliche Bundesvereinigung (KBV) einen Antrag zur Festsetzung eines Anschlussvertrages gemäß § 115b Abs. 1 SGB V beim damaligen erweiterten Bundesschiedsamt ein. Dieses setzte am 17.08.2006 einen Anschlussvertrag gemäß § 115b Abs. 1 SGB V fest, der am

01.10.2006 in Kraft trat (im Folgenden AOP-Vertrag 2006). Am 26.06.2008 wurde dieser Vertrag durch den GKV-Spitzenverband mit Wirkung zum 31.12.2009 gekündigt. Im Rahmen mehrerer Verhandlungsrunden schlossen der GKV-Spitzenverband, die KBV und die DKG einen neuen Vertrag nach § 115b Abs. 1 SGB V, der am 01.01.2010 in Kraft trat (im folgenden AOP-Vertrag 2010). Die grundsätzliche Systematik des AOP-Vertrages wurde bei diesen Verhandlungen nicht geändert.

Eine weitere Überarbeitung des Vertrages erfolgte im Jahr 2012 und betraf in erster Linie Regelungen zu Kooperationen zwischen Krankenhäusern und Vertragsärzten im Rahmen der Leistungserbringung nach § 115b SGB V. Obwohl die den vertraglichen Regelungen vorangestellten Grundsätze des AOP-Vertrages 2010 eine Klarstellung zur Zulässigkeit von Kooperationen enthielten, entschied das BSG am 23.03.2011 (Az. B 6 KA 11/10), dass Kooperationen zwischen Krankenhäusern und Vertragsärzten nicht mit den Vorgaben des AOP-Vertrages vereinbar seien, da sich hierzu keine ausdrückliche Regelung im AOP-Vertrag finde. Die Regelung in den vorangestellten Grundsätzen zum AOP-Vertrag hielt das BSG nicht für ausreichend. Auf diese Rechtsprechung reagierte der Gesetzgeber und nahm mit Wirkung zum 01.01.2012 eine Verpflichtung für die Vertragspartner auf Bundesebene in § 115b Abs. 1 Satz 6 SGB V auf, wonach diese im AOP-Vertrag entsprechende Regelungen zur Zulässigkeit von Kooperationen zwischen Krankenhäusern und Vertragsärzten vorzusehen hätten. Nach Abschluss der Vertragsverhandlungen trat der überarbeitete Vertrag am 01.06.2012 in Kraft. Neben der Einfügung entsprechender Regelungen zu Kooperationsmöglichkeiten wurden lediglich einige redaktionelle sowie weitere kleinere inhaltliche Änderungen vorgenommen (im Folgenden AOP-Vertrag 2012). Im Jahr 2014 erfolgte eine weitere redaktionelle Anpassung in § 3 Abs. 3 AOP-Vertrag.

Durch das MDK-Reformgesetz vom 14.12.2019 (BGBl. I, Seite 2789) wurden weitere grundlegende Neuregelungen im Bereich des ambulanten Operierens vorgenommen, die am 01.01.2020 in Kraft getreten sind und eine Neuvereinbarung des AOP-Vertrages nebst Katalog erforderlich machten. Die Umsetzung dieser Neuregelungen hatte sich inzwischen durch das Zweite Gesetz zum Schutz der Bevölkerung bei einer epidemischen Lage von nationaler Tragweite vom 19.05.2020 (BGBl. I, Seite 1018) zeitlich verschoben. Danach waren DKG, KBV und GKV-Spitzenverband verpflichtet, nicht bis zum 31.03.2020, sondern bis zum 30.06.2020 das Verfahren für die Vergabe eines gemeinsamen Gutachtens einzuleiten, in dem der Stand der medizinischen Erkenntnisse zu ambulant durchführbaren Operationen sowie stationsersetzenden Eingriffen und Behandlungen untersucht wurde. Das Gutachten hatte ambulant durchführbare Operationen, stationsersetzende Eingriffe und stationsersetzende Behandlungen konkret zu benennen und in Verbindung damit verschiedene Maßnahmen zur Differenzierung der Fälle nach dem Schweregrad zu analysieren.

Auf Basis dieses Gutachtens vereinbarten DKG, KBV und GKV-Spitzenverband bis zum 31.01.2022 einen Katalog ambulant durchführbarer Operationen, sonstiger stationsersetzender Eingriffe und stationsersetzender Behandlungen sowie einheitliche Vergütungen für Krankenhäuser und Vertragsärzte. In den Katalog sind die im Gutachten benannten ambulant durchführbaren Operationen, stationsersetzenden Eingriffe und stationsersetzenden Behandlungen aufzunehmen, die in der Regel ambulant durchgeführt werden können, sowie allgemeine Tatbestände zu bestimmen, bei deren Vorliegen eine stationäre Durchführung erforderlich sein kann. Durch diese Änderungen wurde der AOP-Katalog um den Begriff der „stationsersetzenden Behandlungen" erweitert. Das Verfahren für die Vergabe eines gemeinsamen Gutachtens wurde zum 30.06.2020 eingeleitet und das Gutachten nach der Durchführung des Vergabeverfahrens in Auftrag gegeben.

Das Gutachten lag am 01.04.2022 vor, sodass die Vertragspartner des AOP-Vertrages im Anschluss hieran durch die Neufassung des AOP-Vertrages zum 01.01.2023 mit der Umsetzung des gesetzlichen Auftrages aus dem MDK-Reformgesetz vom 14.12.2019 begonnen haben. Die Regelungen des AOP-Vertrages 2023 stellten aber kein Präjudiz für die weitere Umsetzung des gesetzlichen Auftrages dar. Die Vertragsparteien haben unmittelbar nach Abschluss des AOP-Vertrages 2023 den gesetzlichen Auftrag gemäß § 115b SGB V mit dem Abschluss des AOP-Vertrages 2024 und im Anschluss hieran mit dem Abschluss des AOP-Vertrages 2025 weiter umgesetzt. Die Verhandlungen zur weiteren Umsetzung des gesetzlichen Auftrags werden auch im Laufe des Jahres 2025 über den AOP-Vertrag 2026 fortgesetzt.

Zur besseren Verständlichkeit des Vertrages werden die einzelnen Regelungen im Folgenden erläutert.

§ 1: Zulassung von Krankenhäusern und Meldung der Leistungen

Die Regelung für die Zulassung von Krankenhäusern zur Leistungserbringung im Rahmen von § 115b SGB V ist unverändert geblieben. Somit sind Krankenhäuser auch weiterhin nur in den Leistungsbereichen zugelassen, in denen sie bereits stationäre Krankenhausleistungen erbringen. Damit soll sichergestellt werden, dass in dem die ambulante Leistung erbringenden Krankenhaus das notwendige fachliche Know-how und die infrastrukturellen Voraussetzungen vorhanden sind, um die Leistung in einer hohen Qualität erbringen zu können.

Nach wie vor ist eine maschinenlesbare Mitteilung des Krankenhauses an die zuständigen Landesverbände der Krankenkassen, des Verbandes der Ersatzkassen, die für den Standort des Krankenhauses zuständige Kassenärztliche Vereinigung (KV) sowie den Zulassungsausschuss über die abteilungsbezogenen Leistungsbereiche und die einzelnen Leistungen zu übermitteln. Hierfür ist ein einheitliches Formular im Excel-Format zu verwenden, das zwischen dem GKV-Spitzenverband (GKV-SV) und der Deutschen Krankenhausgesellschaft (DKG) abgestimmt ist und in der jeweils aktuellen Fassung auf der Homepage der DKG, Stichwort Themen/Finanzierung/Ambulante Vergütung/Ambulantes Operieren unter dem Link Ambulantes Operieren (§ 115b SGB V) | Deutsche Krankenhausgesellschaft e. V. (dkgev.de) abgerufen werden kann. Es besteht keinerlei Verpflichtung, über die in dem Formular enthaltenen Vorgaben hinausgehende zusätzliche Angaben zu machen. So ist beispielsweise eine Zuordnung der jeweiligen Fachabteilung zu einzelnen Leistungen bzw. eine Nennung der Ärzte, die die AOP-Leistungen durchführen, nicht erforderlich.

Im Meldeformular war zwischenzeitlich im Tabellenblatt „Daten zum Krankenhaus" das Feld zur Bekundung der Erfüllung der Anforderungen der Qualitätssicherungsvereinbarung nach § 115b SGB V weggefallen, da es seit dem 01.07.2008 dem Gemeinsamen Bundesausschuss (G-BA) obliegt, Maßnahmen zur Qualitätssicherung für ambulante Operationen und stationsersetzende Leistungen zu beschließen, weswegen die Partner des AOP-Vertrages 2010 keine gesonderte Qualitätssicherungsvereinbarung mehr getroffen haben. Da sich die Vertragspartner auf Bundesebene 2011 in einer „Gemeinsamen Erklärung zur Qualitätssicherung beim ambulanten Operieren" darauf verständigt haben, dass die Strukturqualitätsanforderungen der Qualitätssicherungsvereinbarung vom 01.10.2006 so lange weiterhin zur Anwendung kommen sollen, bis der G-BA für diesen Bereich Regelungen getroffen hat, enthält das Meldeformular seitdem wieder ein Feld zur Bekundung der Erfüllung der Anforderungen der Qualitätssicherungsvereinbarung.

Auch ist eine jährliche Meldung aller Leistungen durch das Krankenhaus nicht notwendig. Die Meldeverpflichtung beschränkt sich grundsätzlich auf die Neu- und Abmeldung von im Rahmen des § 115b SGB V zu erbringenden Leistungen. Jedoch wird das Formular jährlich an den aktuell gültigen AOP-Katalog sowie an die jeweils zur Anwendung kommende OPS-Version angepasst. Daher ist neben den vorgenannten Anlässen auch eine Meldung des Krankenhauses notwendig, sofern sich ggf. erfolgte Neuaufnahmen in bzw. Herausnahmen von Leistungen aus dem AOP-Katalog auf das Leistungsangebot des jeweiligen Krankenhauses auswirken. Gleiches gilt für die jährliche Revision des OPS.

Das Meldeformular für das Jahr 2025 hat eine Überarbeitung erfahren, um den Anwendern das Auffinden von Ergänzungen bzw. Änderungen zu erleichtern. Die neu zum 01.01.2025 in den AOP-Katalog aufgenommenen Leistungen sind gelb hervorgehoben.

Zum 01.01.2025 wurde neu in § 1 Abs. 3 des AOP-Vertrages aufgenommen, dass die Vertragsparteien das Meldeverfahren zur ambulanten Durchführung der in dem Katalog nach § 3 aufgeführten Leistungen gemäß § 115b SGB V und die technische Umsetzung des Meldeverfahrens weiterentwickeln werden.

§ 2: Zugang der Patienten

Gemäß Absatz 1 sollen die Eingriffe nach § 115b SGB V in der Regel auf Veranlassung eines niedergelassenen Vertragsarztes unter Verwendung des Überweisungsvordruckes durchgeführt werden. Der Grundsatz des freien Zugangs ist – unabhängig vom Vorliegen eines Überweisungsscheines – gesetzlich und auch weiterhin in § 2 Abs. 1 des AOP-Vertrages geregelt.

Mit dem AOP-Vertrag 2005 erfolgte eine Streichung der Regelung, mit der auf den Zeitpunkt der Behandlung zur Abgrenzung eines Notfalleingriffes Bezug genommen wurde. Auch der GKV-SV stellte in seinem Vertragsleitfaden vom 20.10.2006, der in den unveränderten Passagen des AOP-Vertrages weiterhin die Position der Kassenseite darstellen dürfte, klar, dass ein Krankenhaus immer dann gemäß § 115b SGB V abrechnen kann (auch bei ambulanter Notfallversorgung), wenn der Eingriff im Katalog enthalten ist und die Bestimmungen des AOP-Vertrages eingehalten werden.

Gemäß Absatz 2 besteht weiterhin keine Verpflichtung, die im Leistungskatalog aufgeführten Leistungen ausschließlich ambulant zu erbringen. Der behandelnde Arzt ist verpflichtet, im Einzelfall zu prüfen, ob die ambulante Durchführung der Operation möglich ist und der Patient im häuslichen Bereich angemessen versorgt wird.

§ 3: Katalog ambulanter Operationen, sonstiger stationsersetzender Eingriffe und stationsersetzender Behandlungen

Der Katalog ambulanter Operationen, sonstiger stationsersetzender Eingriffe und stationsersetzender Behandlungen ist als Anlage 1 zum AOP-Vertrag zwischen den Vertragsparteien vereinbart. Gemäß § 115b Abs. 1 Satz 7 SGB V wird der AOP-Katalog mindestens alle zwei Jahre, erstmals zum 31.12.2023, an den Stand der medizinischen Erkenntnisse angepasst. Der AOP-Katalog 2025 kann auf der Homepage der DKG, Stichwort Themen/Finanzierung/Ambulante Vergütung/Ambulantes Operieren unter dem Link Ambulantes Operieren (§ 115b SGB V) | Deutsche Krankenhausgesellschaft e. V. (dkgev.de) abgerufen werden.

Nach den Neuregelungen in § 115b SGB V infolge des MDK-Reformgesetzes vom 14.12.2019 (BGBl. I, Seite 2789) sind die Vertragsparteien verpflichtet, auf Basis des Gutachtens gemäß § 115b Abs. 1a SGB V einen neuen Katalog ambulant durchführbarer Operationen, sonstiger stationsersetzender Eingriffe und stationsersetzender Behandlungen sowie einheitliche Vergütungen für Krankenhäuser und Vertragsärzte zu vereinbaren. Das Gutachten lag am 01.04.2022 vor, sodass die Vertragspartner des AOP-Vertrages im Anschluss hieran durch die Neufassung des AOP-Vertrages zum 01.01.2023 mit der Umsetzung des gesetzlichen Auftrages aus dem MDK-Reformgesetz begonnen haben. In den AOP-Katalog 2023 wurden in den Abschnitten 1 und 2 insgesamt 208 (inklusive Duplikate aufgrund von Angaben zur Seitenlokalisation) neue OPS-Kodes aufgenommen. Darunter befinden sich 119 OPS-Kodes, die bereits im Anhang 2 des EBM enthalten waren und neu in den Abschnitt 1 des AOP-Kataloges integriert wurden. Somit wurden insgesamt 154 OPS-Kodes neu in den Abschnitt 1 des AOP-Katalogs aufgenommen. Darüber hinaus wurden 54 neue OPS-Kodes in den Abschnitt 2 des AOP-Katalogs aufgenommen.

Die Vertragsparteien haben unmittelbar nach Abschluss des AOP-Vertrages 2023 den gesetzlichen Auftrag gemäß § 115b SGB V mit dem Abschluss des AOP-Vertrages 2024 weiter umgesetzt. So wurden in den AOP-Katalog 2024 in den Abschnitt 1 100 OPS-Kodes (inklusive Duplikate aufgrund von Angaben zur Seitenlokalisation) neu aufgenommen. Darunter befanden sich 69 OPS-Kodes, die bereits im Anhang 2 des EBM enthalten waren. Darüber hinaus wurden 71 neue OPS-Kodes in den Abschnitt 2 des AOP-Kataloges aufgenommen, sodass in den Abschnitten 1 und 2 insgesamt 171 OPS-Kodes neu aufgenommen wurden.

In den AOP-Katalog 2025 wurden zwei OPS-Kodes erstmals neu in den Abschnitt 2 der Anlage 1 (AOP-Katalog) aufgenommen.

Darüber hinaus wurden im AOP-Katalog ausgewiesene OPS-Kodes der Anlage 1 (Abschnitte 1 und 2) auf die OPS-Kode-Version für das Jahr 2025 übergeleitet, so dass als Folge davon im Abschnitt 1 des AOP-Kataloges 11 OPS-Kodes aufgrund der Überleitung der OPS-Versionen von 2024 auf das Jahr 2025 neu ausgewiesen wurden, in Abschnitt 2 der Anlage 1 ein OPS-Kode.

Die Verhandlungen zur weiteren Umsetzung des gesetzlichen Auftrags werden auch im Laufe des Jahres 2025 über den AOP-Vertrag 2026 fortgesetzt.

Vorherige Regelungen in § 3 Abs. 2 und 3 AOP-Vertrag zu den allgemeinen Tatbeständen, bei deren Vorliegen eine stationäre Durchführung der in der Regel ambulant durchzuführenden Leistungen erforderlich sein kann, wurden zum 01.01.2023 in § 3 AOP-Vertrag gestrichen. Es erfolgten erstmals im AOP-Vertrag 2023 neue Regelungen zu den allgemeinen Tatbeständen sowie eine neue Verortung in § 8 AOP-Vertrag (Kontextfaktoren). Die Kontextfaktoren gemäß § 8 AOP-Vertrag lösen insofern die vorherigen sog. G-AEP-Kriterien ab. Für nähere Einzelheiten wird auf die Ausführungen zu § 8 AOP-Vertrag verwiesen.

Nach Auffassung des GKV-SV (Vertragsleitfaden vom 20.10.2006) können Leistungen, die nicht im AOP-Katalog aufgeführt sind, auch nicht nach § 115b SGB V abgerechnet werden. Die Auflistung der AOP-Leistungen im Katalog ist zwar abschließend, dennoch ist diese Aussage missverständlich und kann sich lediglich auf die einzelnen Hauptleistungen beziehen. Notwendige Begleitleistungen gemäß den §§ 4 bis 6 des AOP-Vertrages sind zwar nicht Bestandteil des Kataloges, können aber gemäß den vertraglichen Regelungen abgerechnet werden.

Aber auch wenn eine Leistung im AOP-Katalog aufgeführt ist, kommt es teilweise zu Schwierigkeiten bei der Abrechnung. So wird beispielsweise die Abrechnung von Portimplantationen zur Vorbereitung einer Chemotherapie von den Krankenkassen oftmals mit dem Argument abgelehnt, dass es sich hierbei je nach Fallkonstellation um eine vor- oder nachstationäre Leistung im Sinne von § 115a SGB V handelt, die im Zusammenhang mit einer stationären Behandlung des Patienten steht und bereits mit der Vergütung für die stationäre Krankenhausbehandlung abgegolten ist. Nachdem hierzu in der Folge zwei Entscheidungen durch Landessozialgerichte ergangen waren, die die Auffassung der Krankenkassen ablehnten, hat das BSG die Auffassung der Krankenkassen inzwischen bestätigt. Mit Urteil vom 19.04.2016 (B 1 KR 23/15 R) hat das BSG entschieden, dass eine innerhalb von 14 Tagen nach Beendigung der stationären Krankenhausbehandlung durchgeführte Portimplantation zur Durchführung einer Chemotherapie den Behandlungserfolg der vorherigen operativen Entfernung eines Tumors sichert und daher eine nachstationäre Behandlung darstellt. In solchen Fällen besteht nach Ansicht des BSG kein Anspruch auf separate Vergütung als ambulante Operation, weil die Portimplantation wirtschaftlicher als nachstationäre Behandlung erbracht werden kann. Stehen zwei gleich zweckmäßige und notwendige Behandlungsmöglichkeiten zur Verfügung, sind Leistungserbringer verpflichtet, sich für die Alternative zu entscheiden, bei der die Kosten für den gleichen zu erwartenden Erfolg geringer oder zumindest nicht höher sind. Erfolgt also eine Portimplantation innerhalb von 14 Tagen nach Beendigung der stationären Krankenhausbehandlung, besteht kein Raum für die Durchführung einer ambulanten Operation und eine separate Vergütung gemäß § 115b SGB V. Dies gilt danach aber nicht für Fälle, in denen die Portimplantation aus medizinischen Gründen oder aus Gründen, die beim Patienten liegen (Bedenkzeit hinsichtlich des weiteren Behandlungsverlaufs oder Ähnliches), erst nach mehr als 14 Tagen nach Beendigung der stationären Krankenhausbehandlung erfolgen kann. Da die nachstationäre Behandlung gemäß § 115a Abs. 2 Satz 2 SGB V sieben Behandlungstage innerhalb von 14 Tagen nach Beendigung der stationären Krankenhausbehandlung nicht überschreiten darf, ist in solchen Fällen keine nachstationäre Behandlung mehr möglich. Es gibt also keine verschiedenen gleich zweckmäßigen und notwendigen Behandlungsmöglichkeiten, sodass die Portimplantation auch nach dem Wirtschaftlichkeitsgebot als ambulante Operation durchgeführt und abgerechnet werden könnte. Um Abrechnungsstreitigkeiten vorzubeugen, sollten aber in solchen Fällen die Gründe, warum eine Portimplantation im Einzelfall erst nach Ablauf von 14 Tagen durchgeführt werden konnte, sorgfältig dokumentiert werden.

§ 4: Präoperative Leistungen

Zur Vermeidung von Doppeluntersuchungen stellt nach § 4 Abs. 1 AOP-Vertrag der überweisende Arzt dem den Eingriff nach § 115b SGB V durchführenden Arzt die im Zusammenhang mit dem vorgesehenen Eingriff gemäß § 115b SGB V bedeutsamen Unterlagen zur Verfügung. Dies setzt ein aktives Tun des überweisenden Arztes voraus und begründet im Umkehrschluss keine Verpflichtung des Krankenhauses, die betreffenden Unterlagen bei diesem anzufordern. Werden bereits durchgeführte Untersuchungen nochmals veranlasst, so sind diese in medizinisch begründeten Fällen von den Kostenträgern zu vergüten. Diese sind bei der Abrechnung zu kennzeichnen. Diese schon seit langem bestehende Kennzeichnungspflicht wurde im AOP-Vertrag 2010 dahingehend erweitert, dass die nochmalige Durchführung bereits veranlasster präoperativer Leistungen vom Krankenhaus auf Nachfrage der Krankenkasse auch zu begründen ist. Dadurch soll lediglich die Überprüfbarkeit der grundsätzlich erforderlichen medizinischen Begründetheit nochmals veranlasster präoperativer Untersuchungen sichergestellt werden.

Nach § 4 Abs. 3 AOP-Vertrag kann der Krankenhausarzt/Anästhesist präoperativ die erforderlichen, auf das eigene Fachgebiet bezogenen diagnostischen Leistungen nach „Maßgabe der Abrechnungsbestimmungen des EBM" erbringen. Neben den Leistungen des fachgebietsspezifischen Kapitels des Operateurs sowie des Anästhesisten (grundsätzlich einschließlich der jeweiligen fachspezifischen Grundpauschale) sind somit auch sämtliche diagnostischen Leistungen aus den arztgruppenübergreifenden Kapiteln des EBM abrechenbar, auf die in der Präambel des jeweiligen Facharztkapitels verwiesen wird (z. B. Laboruntersuchungen, Ultraschall und Radiologie).

Allerdings hat das BSG mit Urteil vom 31.05.2016 (B 1 KR 39/15 R) entschieden, dass präoperative Laboruntersuchungen nur erbracht werden können, wenn sie nach § 1 AOP-Vertrag als AOP-Leistung angemeldet wurden und es sich um fachgebietsbezogene Leistungen handelt. Dabei hat das BSG die Frage der Fachgebietsbezogenheit jedoch ausschließlich anhand der Weiterbildungsordnung und nicht nach den Abrechnungsbestimmungen des EBM beantwortet.

Im entschiedenen Fall hatte das BSG die Fachgebietsbezogenheit der Laborleistungen abgelehnt und sich dabei ausschließlich auf die Inhalte der damals in Niedersachsen geltenden Weiterbildungsordnung gestützt, ohne die Abrechnungsbestimmungen des EBM in die Prüfung mit einzubeziehen. Dies widerspricht jedoch eindeutig dem Regelungsgehalt in § 4 Abs. 3 AOP-Vertrag. Im Übrigen können auch niedergelassene Fachärzte der entsprechenden Fachrichtung unabhängig von den Inhalten der jeweiligen Weiterbildungsordnung sämtliche diagnostischen Leistungen aus den arztgruppenübergreifenden Kapiteln des EBM abrechnen, wenn die hierfür erforderlichen Voraussetzungen erfüllt sind. Durch das alleinige Abstellen auf die Inhalte der Weiterbildungsordnung lässt das BSG diese Aspekte außer Acht. Darüber hinaus war Ziel dieser Regelung, Patienten eine Überweisung an einen niedergelassenen Facharzt außerhalb des Krankenhauses zu ersparen, wenn es sich nach den Abrechnungsbestimmungen des EBM um fachgebietsbezogene diagnostische Leistungen handelt, die mit den hierfür erforderlichen und im Krankenhaus vorhandenen Einrichtungen durchgeführt werden können.

Auch die durch das BSG geforderte Anmeldung präoperativer Laborleistungen als Voraussetzung für die Abrechnung widerspricht der Systematik des AOP-Vertrages. Dort ist in § 1 Abs. 2 vorgesehen, dass lediglich die jeweiligen Hauptleistungen, die auch Bestandteil des AOP-Kataloges sind, gegenüber den Landesverbänden der Krankenkassen, den Kassenärztlichen Vereinigungen und den Zulassungsausschüssen maschinenlesbar zu benennen sind. Dies gilt nicht für die in den §§ 4, 5 und 6 AOP-Vertrag vorgesehenen präoperativen, intraoperativen und postoperativen Leistungen, da diese per se nicht Gegenstand des AOP-Kataloges und damit nicht für die maschinenlesbare Mitteilung vorgesehen sind. Eine Anmeldung präoperativer Laborleistungen ist in der Praxis auch nicht umsetzbar, da das von den Krankenhäusern zu verwendende, zwischen GKV-SV und DKG abgestimmte Meldeformular eine solche Anmeldung nicht vorsieht.

Krankenkassen haben teilweise auf Grundlage der Entscheidung des BSG vom 31.05.2016 (B 1 KR 39/15) die Vergütung präoperativer Laboruntersuchungen mit dem Argument abgelehnt, dass es sich nicht um fachgebietsbezogene Leistungen handelt und diese nicht nach § 1 AOP-Vertrag angemeldet wurden. Krankenhäusern wird damit die Möglichkeit genommen, die im Vorfeld einer ambulanten Operation notwendigen Laboruntersuchungen im Krankenhaus durchzuführen, auch wenn dort die hierfür erforderlichen Einrichtungen vorhanden sind. Die erforderlichen präoperativen Laboruntersuchungen könnten dann nur noch per Überweisung durch niedergelassene Vertragsärzte des entsprechenden Fachgebiets durchgeführt werden.

Bei AOP-Leistungen aus dem Kapitel 31.2 sind die Einschränkungen für den Operateur gemäß Präambel Nr. 8 am OP-Tag für präoperative Leistungen zu berücksichtigen. Sofern vom Operateur präoperative diagnostische Leistungen noch am Operationstag erbracht werden, können vom Operateur gemäß Nr. 8 nur die Leistungen nach den aufgeführten Nummern gesondert berechnet werden. Beispielsweise kann bei einem Eingriff durch einen Chirurgen eine präoperative diagnostische Ultraschalluntersuchung (Kap. 33) vor dem OP-Tag durch den Operateur bzw. das Krankenhaus erbracht und abgerechnet werden. Am OP-Tag ist die Abrechnung gemäß Nr. 8 ausgeschlossen. Für AOP-Leistungen außerhalb des Kapitels 31.2 (z. B. stationsersetzende Leistungen) besteht diese Einschränkung nicht.

Auch wenn sich die Zulassung der Krankenhäuser zur ambulanten Leistungserbringung gemäß § 1 Abs. 1 auf die AOP-Katalogleistungen gemäß § 3 beschränkt, ist eine isolierte Abrechnung der präoperativen Leistungen (ohne AOP-Katalogleistung) nicht gänzlich ausgeschlossen. Mit § 4 des AOP-Vertrages wurde die Möglichkeit zur Erbringung und Abrechnung präoperativer Leistungen geschaffen, um einen Eingriff gemäß § 3 vorzubereiten. Eine Vorschrift, nach der präoperative Leistungen ausschließlich im Zusammenhang mit der Durchführung eines Eingriffs nach § 3 abgerechnet werden könnten, findet sich im AOP-Vertrag nicht.

In Einzelfällen kommt es vor, dass nach der präoperativen Diagnostik die Indikation zur OP revidiert werden muss oder der Patient (ohne Verschulden des Krankenhauses) nicht zum OP-Termin erscheint. Auch in diesen Fällen besteht ein Vergütungsanspruch des Krankenhauses gegenüber der Krankenkasse des Patienten für die erbrachten Leistungen. Diese Rechtsauffassung wurde durch das Sozialgericht (SG) Darmstadt mit Urteil vom 26.06.2009 – Az.: S 10 KR 29/09 – in erfreulicher Deutlichkeit bestätigt. Dieses wies nochmals darauf hin, dass sich ein Abrechnungsausschluss präoperativer Leistungen bei im Anschluss nicht stattgefundener ambulanter Operation weder § 115b SGB V noch dem AOP-Vertrag entnehmen lasse. Die isolierte Abrechenbarkeit präoperativer Leistungen betreffe insbesondere Fälle, in denen die Entscheidung gegen die Durchführung des operativen Eingriffes allein durch den Patienten getroffen werde.

Die Krankenhäuser müssen in diesem Zusammenhang allerdings nachweisen können, dass die abzurechnende Untersuchung des Patienten letztlich das Ziel hatte, einen Eingriff nach § 3 durchzuführen, zu dessen Erbringung das Krankenhaus zugelassen ist. Eine isolierte Abrechnung von präoperativen Leistungen lässt sich aus dem AOP-Vertrag nicht herleiten, wenn ein derartiger Zusammenhang zwischen den erfolgten Voruntersuchungen und einem Eingriff nach § 3 nicht besteht.

Darüber hinaus lehnen Krankenkassen teilweise einen MRSA-Schnelltest im Rahmen des ambulanten Operierens durch Krankenhäuser mit dem Hinweis ab, es handele sich bei der MRSA-Diagnostik nicht um eine Leistung des AOP-Kataloges. Dem ist jedoch entgegenzuhalten, dass präoperative, intraoperative und postoperative Leistungen gemäß den §§ 4 bis 6 des AOP-Vertrages als notwendige Begleitleistungen zwar nicht Bestandteil des Kataloges sind, aber gemäß den vertraglichen Regelungen abgerechnet werden können. Danach ist also nicht entscheidend, ob es sich bei der MRSA-Diagnostik um eine Katalogleistung handelt, da diese als präoperative Leistung nach § 4 AOP-Vertrag erbracht wird. Da Leistungen nach § 4 AOP-Vertrag per se nicht im AOP-Katalog aufgeführt sind, kann dies der Abrechnung nicht entgegenstehen.

§ 5: Intraoperative Leistungen

Unabhängig von der Fachrichtung des Operateurs sind im Rahmen der Sonderregelung nach § 5 grundsätzlich alle notwendigen intraoperativ erbrachten oder veranlassten Leistungen berechnungsfähig. Auch der Vertragsleitfaden der Krankenkassen vom 20.10.2006 bestätigt, dass „zulässig ist, was im Zusammenhang mit der Operation notwendig ist." Intraoperativ können somit auch Leistungen über die Leistungen nach Präambel Nr. 8 des Kapitels 31.2 hinaus erbracht oder veranlasst werden. Hierzu gehören insbesondere die in der Klammer aufgelisteten Laboruntersuchungen, die Leistungen der konventionellen Radiologie, der Histologie oder der Pathologie. Die Aufzählung in der Klammer ist, wie die Formulierung „insbesondere" klarstellt, nicht abschließend.

Intraoperative Leistungen können durch das Krankenhaus erbracht werden, auf Überweisung an einen zugelassenen Arzt bzw. ein zugelassenes Institut erfolgen oder vom Krankenhaus bei externen Anbietern beauftragt werden. Die Modifizierung des AOP-Vertrages zum 01.06.2012 um Regelungen zur Kooperation zwischen Krankenhäusern und Vertragsärzten in § 7 Abs. 4 (jetzt: § 9 Abs. 6 AOP-Vertrag) hat keine Auswirkungen auf diese Möglichkeiten der Erbringung intraoperativer Leistungen nach § 5 des AOP-Vertrages.

Erfolgt die veranlasste Leistung auf Überweisung, rechnet der zugelassene Arzt bzw. das Institut mit der zuständigen KV ab. Sofern ein externer Anbieter mit der Erbringung intraoperativer Leistungen durch das Krankenhaus beauftragt wird, rechnet das Krankenhaus die veranlassten Leistungen wie eigene Leistungen gegenüber der Krankenkasse ab; der externe Anbieter wird durch das Krankenhaus vergütet.

§ 6: Postoperative Leistungen

Gemäß der Formulierung im Vertrag sind postoperative Leistungen (neben Vertragsärzten) auch von fachlich verantwortlichen Krankenhausärzten durchzuführen. Es besteht keine Verpflichtung der Krankenhäuser zur postoperativen Behandlung. Das Krankenhaus kann den Patienten auch zur postoperativen Weiterbehandlung an einen niedergelassenen Vertragsarzt überweisen. Die für die Überweisung von prä-, intra- und postoperativen Leistungen erforderlichen Formulare sind gemäß § 18 Abs. 1 AOP-Vertrags von den KVen zur Verfügung zu stellen.

Diese Rechtsauffassung wird auch durch den Leitfaden der GKV vom 20.10.2006 sowie von der KBV bestätigt. Die KBV hatte den KVen mit Rundschreiben „D3-36-VI 31/2005" vom 25.04.2005 mitgeteilt, dass die Formulierung des § 6 die regelhafte Erbringung der postoperativen Leistungen durch Vertragsärzte beinhaltet und den Krankenhäusern die erforderlichen Überweisungsformulare von den Kassenärztlichen Vereinigungen zur Verfügung gestellt werden. Anstelle der Betriebsstättennummer ist das Institutskennzeichen des Krankenhauses einzutragen.

Postoperativ sind grundsätzlich die Leistungen des Fachgebietskapitels des Operateurs und des Anästhesisten sowie die arztgruppenübergreifenden Leistungen abrechenbar, auf die in der jeweiligen Präambel des Facharztkapitels verwiesen wird. Bei

Leistungen aus dem Kapitel 31.2 ist jedoch für den Operateur die Abrechenbarkeit auf die in der Präambel Nr. 8 des Kapitels 31.2 aufgeführten Leistungen für die beiden auf die Operation folgenden Tage eingeschränkt. Zudem ist gemäß der Präambel Nr. 5 des Abschnitts 31.2 EBM ein postoperativer Arzt-Patienten-Kontakt nach dem OP-Tag fakultativer Leistungsinhalt der OP-Komplexe. Bei ambulanten Operationen des Abschnitts 31.2 kann der postoperative Behandlungskomplex gemäß Abschnitt 31.4 daher nicht bereits für den ersten postoperativen Kontakt nach dem OP-Tag in Rechnung gestellt werden.

Die postoperative Behandlungsmöglichkeit für das Krankenhaus ist gemäß der vertraglichen Regelung grundsätzlich auf 21 Tage begrenzt. Im Einzelfall kann diese Frist auch überschritten werden, sofern eine längere postoperative Betreuung des Patienten durch das Krankenhaus notwendig ist. Jedoch sollte in diesem Fall bei Patienten, die auf Überweisung eines niedergelassenen Leistungserbringers behandelt wurden, möglichst eine erneute Überweisung angefordert werden.

In Kapitel 31.4 des EBM sind postoperative Behandlungskomplexe definiert. Diese sind nach den Bestimmungen des Tarifwerks entweder durch den Operateur oder den weiterbehandelnden Arzt ansatzfähig. Analog muss das Krankenhaus die postoperative Behandlung bis zu 21 Kalendertage sicherstellen, wenn der postoperative Behandlungskomplex durch das Krankenhaus abgerechnet wird. Bei Überweisung an einen niedergelassenen Arzt zur postoperativen Behandlung kann das Krankenhaus den Behandlungskomplex nicht berechnen.

§ 7: Unterrichtung des Vertragsarztes

Bereits mit dem AOP-Vertrag 2005 wurde im letzten Satz geregelt, dass die Unterrichtung des Vertragsarztes nach dem geltenden EBM schon obligater Leistungsbestandteil und daher nicht gesondert abrechenbar ist. Hieran hat sich auch durch die sukzessive Überarbeitung des EBM keine Änderung ergeben.

§ 8: Kontextfaktoren

Gemäß § 115b Abs. 1 Satz 3 SGB V sind in der Vereinbarung nach § 115b Abs. 1 SGB V (AOP-Vertrag) allgemeine Tatbestände zu bestimmen, bei deren Vorliegen eine stationäre Durchführung von Leistungen gemäß § 115b SGB V erforderlich sein kann. Diese Vorgabe haben die Vereinbarungspartner des AOP-Vertrages in § 8 AOP-Vertrag umgesetzt. Gemäß § 8 Abs. 1 Satz 1 AOP-Vertrag sind allgemeine Tatbestände, bei deren Vorliegen die stationäre Durchführung von Leistungen gemäß § 115b Abs. 1 Satz 3 SGB V erforderlich sein kann (im Folgenden Kontextfaktoren), der Anlage 2 des AOP-Vertrages zu entnehmen. Die Kontextfaktoren können auf der Homepage der DKG, Stichwort Themen/Finanzierung/Ambulante Vergütung/Ambulantes Operieren unter dem Link Ambulantes Operieren (§ 115b SGB V) | Deutsche Krankenhausgesellschaft e. V. (dkgev.de) abgerufen werden.

Falls anstelle von den in Anlage 2 genannten Kontextfaktoren medizinische Gründe oder soziale Gründe vorliegen, die dazu führen, dass die Versorgung der Patientin oder des Patienten in der Häuslichkeit nicht sichergestellt werden kann und dadurch der medizinische Behandlungserfolg gefährdet ist, sind diese Gründe gemäß § 8 Abs. 4 AOP-Vertrag bei einer stationären Durchführung der Leistung nach Anlage 1 des AOP-Vertrages fallindividuell darzustellen und der Krankenkasse elektronisch zu übermitteln. Bei den in § 8 Abs. 4 AOP-Vertrag aufgeführten Gründen handelt es sich ebenfalls um Kontextfaktoren, die aufgrund ihrer Individualität bisher nicht in Anlage 2 operationalisiert werden konnten. Die in § 8 Abs. 4 AOP-Vertrag aufgeführten Gründe dienen damit aber ebenso wie die in Anlage 2 aufgelisteten Kontextfaktoren der Begründung der stationären Durchführung einer Leistung aus dem AOP-Katalog.

Die Kontextfaktoren im Sinne von § 8 AOP-Vertrag wurden ausschließlich für den Leistungsbereich des § 115b SGB V vereinbart und können daher auch nur für diesen Bereich zur Anwendung kommen. Nur sofern eine im AOP-Katalog enthaltene Leistung ausnahmsweise stationär erbracht wird, ist anhand der Kontextfaktoren die stationäre Durchführung zu begründen. Hiervon unberührt bleibt die originäre Durchführung vollstationärer Krankenhausbehandlung durch nach § 108 SGB V zugelassene Krankenhäuser abseits von § 115b SGB V. Liegt bei Patientinnen und Patienten anhand der Hauptleistung erkennbar von vornherein eine stationäre Behandlungsbedürftigkeit vor, besteht gemäß § 8 Abs. 2 AOP-Vertrag keine Notwendigkeit, diese anhand der für den Leistungsbereich des § 115b SGB V entwickelten Kontextfaktoren zu begründen. Die Kontextfaktoren gemäß § 8 AOP-Vertrag lösen insofern die vorherigen sog. G-AEP-Kriterien ab. In diesem Zusammenhang wurden die bisher im AOP-Katalog hinterlegten Kategorieneinteilungen (1 = in der Regel ambulant erbringbar; 2 = sowohl ambulant als auch stationär erbringbar) aufgelöst.

Nach der Rechtsprechung des BSG (Urteil vom 21.03.2013, Az. B 3 KR 28/12 R) hatten Krankenhäuser auch zuvor schon entsprechend dem Grundsatz „ambulant vor stationär" im Rahmen des § 301 Abs. 1 Satz 1 Nr. 3 SGB V (Grund der Aufnahme) notwendige Angaben dazu zu machen, warum eine im Regelfall ambulant durchführbare Versorgung im konkreten Einzelfall stationär vorgenommen worden ist. Danach gelte der in § 39 Abs. 1 Satz 2 SGB V normierte Nachrang der stationären Versorgung auch bei den Katalogleistungen nach § 115b Abs. 1 Satz 1 Nr. 1 SGB V, und zwar unabhängig davon, ob es sich um eine Leistung nach der Kategorie I oder II handele. Würden diese Leistungen nicht ambulant erbracht, bestehe Anlass für das Krankenhaus, den Grund für die stationäre Aufnahme näher darzulegen.

Zum 01.01.2025 wurde in die Präambel des AOP-Vertrages aufgenommen, dass die Vertragspartner die Kontextfaktoren strukturiert analysieren und darauf aufbauend weiterentwickeln werden.

Die Kontextfaktoren werden im Rahmen des Datenaustauschverfahrens gemäß § 301 SGB V von den Krankenhäusern an die Krankenkassen übermittelt. Um auch fallindividuelle medizinische oder soziale Gründe gemäß § 8 Abs. 4 AOP-Vertrag zur Begründung der Notwendigkeit einer stationären Leistungserbringung elektronisch übermitteln zu können, war eine Anpassung der Vereinbarung zur elektronischen Datenübermittlung nach § 301 SGB V erforderlich.

Für die Übermittlung der fallindividuellen Kontextfaktoren gemäß § 8 Abs. 4 AOP-Vertrag sieht die Vereinbarung zur elektronischen Datenübermittlung nach § 301 SGB V ab dem Aufnahmetag 01.05.2023 im Nachtrag „Medizinische Begründung" Folgendes vor:

In den Fällen, in denen abweichend von § 8 Abs. 2 AOP-Vertrag und den in Anlage 2 genannten Kontextfaktoren medizinische Gründe oder soziale Gründe vorliegen, die dazu führen, dass die Versorgung des Patienten oder der Patientin in der Häuslichkeit nicht sichergestellt werden kann und dadurch der medizinische Behandlungserfolg gefährdet ist, sind diese Gründe bei einer stationären Durchführung der Leistung nach Anlage 1 des AOP-Vertrages fallindividuell durch Übermittlung einer Nachricht „Medizinische Begründung" (MBEG) darzustellen.

Liegen bei Leistungen nach AOP-Vertrag bereits zum Zeitpunkt der Aufnahme medizinische oder soziale Gründe nach § 8 Abs. 4 AOP-Vertrag vor, <u>kann</u> das Krankenhaus die Krankenkasse hierüber informieren, indem es in der Aufnahmeanzeige im EAD-Segment (Segment Einweisungs- und Aufnahmediagnose) zusätzlich zu der vom Krankenhausarzt bei der Aufnahme festgestellten Diagnose den ICD-Kode „Z76.8" (Personen, die das Gesundheitswesen aus sonstigen näher bezeichneten Gründen in Anspruch nehmen) übermittelt. In diesen Fällen übermittelt das Krankenhaus mit der Nachricht „Medizinische Begründung" (MBEG) im Segment „Text" die entsprechenden fallindividuellen Gründe so früh wie möglich, spätestens jedoch mit der Übermittlung der Schlussrechnung des stationären Falles.

Treten im Rahmen der Behandlung erstmalig oder weitere fallindividuelle Gründe nach § 8 Abs. 4 AOP-Vertrag auf, übermittelt das Krankenhaus diese Gründe ebenfalls in einer Nachricht MBEG spätestens mit der Übermittlung der Schlussrechnung des stationären Falles. Eine Stornierung und Neuübermittlung der Aufnahmeanzeige (mit nachträglicher Ergänzung der ICD Z76.8) erfolgt nicht.

Aus der Formulierung *„spätestens mit der Schlussrechnung"* ergibt sich die Frage, welche Konsequenzen es hat, wenn keine MBEG mit der Schlussrechnung übermittelt wird. Werden die Gründe für die vollstationäre Behandlung nicht spätestens mit der Schlussrechnung übermittelt, kann das Krankenhaus die Gründe für die Erforderlichkeit einer stationären Behandlung jedoch nach der Rechtsprechung des BSG (Urteil vom 21.03.2013, Az. B 3 KR 28/12 R) nachliefern. Eine Abweisung des Nachschiebens der Begründung durch die Krankenkasse, beispielsweise unter Rückgriff auf das Verbot der Rechnungskorrektur, kommt nicht in Betracht, da das Rechnungskorrekturverbot in diesen Fällen gar nicht einschlägig ist. Eine nachträgliche Übermittlung der MBEG stellt keine Rechnungskorrektur im Sinne von § 17c Abs. 2a KHG/§ 11 PrüfvV dar, da die Rechnung sich nicht ändert und keine Rechnungsbestandteile, wie z. B. der in Ansatz gebrachte OPS-Kode, geändert oder korrigiert werden, sondern letztlich nur die Begründung der im Übrigen unverändert weiterbestehenden Rechnung ergänzt wird. Dass die MBEG kein Bestandteil der Rechnung, sondern etwas Separates darstellt, ist zudem der Regelung des Nachtrags in der

Vereinbarung zur elektronischen Datenübermittlung nach § 301 SGB V zu entnehmen. Dort wurde vereinbart, dass die MBEG-Nachricht **„spätestens mit"** der Schlussrechnung zu übermitteln ist. Diese Formulierung macht deutlich, dass die MBEG-Nachricht kein Bestandteil der Rechnung ist, sondern lediglich in zeitlicher Hinsicht mit der Rechnung zusammentreffen kann (aber nicht muss; es ist auch eine Übermittlung der MBEG vor der Schlussrechnung möglich). Letztlich kann im Nachtrag auch deswegen keine materiell wirkende Ausschlussregelung getroffen werden, da in den Vereinbarungen nach § 301 SGB V kein eigenes Recht gesetzt, sondern lediglich bestehendes Recht umgesetzt werden kann. Somit kann eine MBEG nachgeliefert und die Fälligkeit der Rechnung hergestellt werden.

Diese Fragestellung hat inzwischen zu gerichtlichen Auseinandersetzungen zwischen Krankenhäusern und Krankenkassen geführt. Dabei wurde die vorstehende Argumentationslinie von den Sozialgerichten teilweise bestätigt, teilweise aber auch abgelehnt. Bislang liegen hierzu nur unterinstanzliche Entscheidungen vor. Die weiteren Entwicklungen bis hin zu einem höchstrichterlichen Urteil bleiben daher abzuwarten.

§ 9: Vergütung

§ 9 Abs. 1: Punktwert

Die Vergütung der Leistungen nach § 3 AOP-Vertrag sowie der prä-, intra- und postoperativen Leistungen nach den §§ 4 bis 6 AOP-Vertrag erfolgt auf der Grundlage der für den Standort des Krankenhauses geltenden regionalen Euro-Gebührenordnung. Da die Umsetzung der Gesetzesvorgaben bezüglich der Euro-Gebührenordnung in den einzelnen KV-Bezirken unterschiedlich gehandhabt wird, die Vereinbarung eines Punktwertes durch die Gesamtvertragspartner jedoch zwingend ist, wurde alternativ auch die Preisermittlung durch Multiplikation von EBM-Punktzahl und Punktwert in die Regelung aufgenommen. Die Abrechnungsbestimmungen des EBM gelten für die Krankenhäuser entsprechend. Hierbei ist jedoch zu beachten, dass der EBM ausschließlich für die vertragsärztliche Versorgung konzipiert wurde und es daher in der Abrechnungspraxis zu Widersprüchen zwischen EBM-Leistungsbeschreibung bzw. EBM-Abrechnungsbestimmung und den Regelungen des AOP-Vertrages kommen kann. In diesem Fall haben letztere für das ambulante Operieren im Krankenhaus Vorrang. Sofern sich darüber hinaus eine EBM-Bestimmung nicht sachgerecht umsetzen lässt und auch der AOP-Vertrag keine Regelung zu der Problematik enthält, ist die Abrechnungspraxis der niedergelassenen Ärzte zu berücksichtigen.

§ 9 Abs. 1: Abrechnungsbestimmungen des EBM (Abrechnung der Grundpauschale)

Gemäß § 9 Abs. 1 Satz 2 AOP-Vertrag gelten die Abrechnungsbestimmungen des EBM für die Krankenhäuser entsprechend. Krankenkassen lehnen aber schon seit einiger Zeit die Abrechnung der arztgruppenspezifischen Grundpauschale neben der Konsultationspauschale (GOP 01436) bei Vorliegen einer fachgruppengleichen Überweisung ab. Zur Frage der Abrechenbarkeit einer arztgruppenspezifischen

Grundpauschale beim ambulanten Operieren bei Vorliegen einer fachgleichen Überweisung hat das BSG mit Urteil vom 31.05.2016 (Az. B 1 KR 39/15) der Auffassung der Krankenkassen eine Absage erteilt, die Grundpauschale könne neben der Konsultationspauschale generell nicht abgerechnet werden.

Das BSG hatte bereits mit Urteil vom 01.07.2014 (Az. B 1 KR 1/13 R) festgestellt, dass für die Abrechnung der Grundpauschale bei fachgleicher Überweisung neben den von der Konsultationspauschale erfassten persönlichen Arzt-Patienten-Kontakten in demselben Behandlungsfall mindestens ein weiterer persönlicher Arzt-Patienten-Kontakt vorliegen muss. Die Frage, ob dies im zu entscheidenden Fall zutraf, hatte das BSG jedoch zur Entscheidung an die Vorinstanz zurückverwiesen.

Das LSG Niedersachen-Bremen ging in der Vorinstanz davon aus, dass durch die Arzt-Patienten-Kontakte im Rahmen des Aufklärungsgesprächs und am Operationstag die für die parallele Abrechnung der Grund- und Konsultationspauschale erforderlichen Arzt-Patienten-Kontakte vorlagen (Urteil vom 28.07.2015, Az. L 4 KR 352/14 ZVW). Das BSG hielt demgegenüber den Patientenkontakt im Rahmen der Operation für nicht geeignet, die Voraussetzungen der Grundpauschale zu erfüllen, weil neben der räumlichen und zeitgleichen Anwesenheit eine direkte Interaktion zwischen Arzt und Patient erforderlich sei. Der Begriff der „direkten Interaktion" wurde von der beklagten Krankenkasse im Verlauf des Verfahrens so ausgelegt, dass dieser eine Kommunikation zwischen Arzt und Patient erfordere, obwohl diese einschränkende Auslegung dem EBM nicht zu entnehmen ist. Diese Argumentation hat das BSG in seinem Urteil vom 31.05.2016 (Az. B 1 KR 39/15) ohne nähere Begründung bestätigt. Daraus folgt, dass der Patientenkontakt am Operationstag nach Ansicht des BSG nicht geeignet ist, die Voraussetzungen der Grundpauschale zu erfüllen, wenn der Patient narkotisiert ist und deshalb keine Kommunikation zwischen Arzt und Patient erfolgen kann.

In diesem Zusammenhang ist es im Übrigen nicht möglich, etwaige vertragsärztliche Einweisungen in Überweisungen umzudeuten, um auf diesem Wege bei Vorliegen einer Fachgruppengleichheit die Abrechnung der Grundpauschale zu verweigern. Zum einen ist gemäß § 1 Abs. 1 AOP-Vertrag keine Überweisung für die Durchführung ambulanter Operationsleistungen gemäß § 115b SGB V erforderlich. Zum anderen werden für Einweisungen und Überweisungen unterschiedliche vertragsärztliche Formulare verwendet, die nicht umgedeutet werden können.

Zu beachten ist zudem, dass sich die Entscheidung des BSG vom 31.05.2016 (Az. B 1 KR 39/15) ausschließlich mit der Frage der Abrechenbarkeit der Grundpauschale bei fachgruppengleicher Überweisung befasst.

Darüber hinaus hat das BSG mit Urteil vom 28.03.2017 (Az. B 1 KR 66/16 B) entschieden, dass eine Grundpauschale auf der Grundlage der Präambel Nr. 8 des Abschnitts 31.2.2 des EBM auch am Operationstag abrechenbar ist, sofern die sonstigen Abrechnungsvoraussetzungen erfüllt sind. Gegenstand dieses Verfahrens war die Frage der Abrechenbarkeit der Grundpauschale bei Vorliegen einer fachgruppenfremden Überweisung bzw. fehlender Überweisung.

§ 9 Abs. 1: Hygienezuschlag

In seiner 716. Sitzung (schriftliche Beschlussfassung) hat der Bewertungsausschuss am 21.05.2024 in den Abschnitten 1.7.6 EBM, 1.7.7 EBM sowie 31.2.19 EBM Gebührenordnungspositionen als Zuschläge für zusätzlichen Hygieneaufwand rückwirkend zum 01.01.2024 neu in den EBM aufgenommen.

Die Abrechnung der neu in den EBM aufgenommenen Gebührenordnungspositionen ist für Vertragsärztinnen und Vertragsärzte sowie für Krankenhäuser bei ambulanter Leistungserbringung möglich, wie der zweiten Protokollnotiz des Beschlusses entnommen werden kann. Jedoch sieht der Beschluss des Bewertungsausschusses vor, dass die neu aufgenommenen Gebührenordnungspositionen in den Abschnitten 1.7.6 EBM, 1.7.7 EBM sowie 31.2.19 EBM bei Bezug einer Förderung nach § 4 Abs. 9 KHEntgG nicht berechnungsfähig sind.

Der Ausschluss der Berechnungsfähigkeit der neu aufgenommenen Gebührenordnungspositionen in den Abschnitten 1.7.6 EBM, 1.7.7 EBM sowie 31.2.19 EBM bei Bezug einer Förderung nach § 4 Abs. 9 KHEntgG betrifft ausschließlich Krankenhäuser, da sich der Regelungsbereich des § 4 Abs. 9 KHEntgG gemäß § 1 Abs. 1 und Abs. 2 KHEntgG auf die voll- und teilstationären Leistungen von Krankenhäusern bezieht. Davon abzugrenzen sind gemäß § 1 Abs. 3 Satz 2 KHEntgG die Leistungen nach § 115b SGB V, die nach den für sie geltenden Vorschriften, Vereinbarungen oder Tarifen vergütet werden.

Der zwischen GKV-SV, DKG und KBV geschlossene Vertrag nach § 115b Abs. 1 SGB V sieht in § 9 Abs. 1 vor, dass die im Katalog nach § 3 aufgeführten ambulant durchführbaren Operationen, sonstigen stationsersetzenden Eingriffe und stationsersetzenden Behandlungen sowie die nach den §§ 4, 5 und 6 erbrachten Leistungen des Krankenhauses und der Vertragsärzte mit den Preisen für den Regelfall der für den Standort des Krankenhauses geltenden regionalen Euro-Gebührenordnung nach § 87a Abs. 2 SGB V bzw. den diesen zu Grunde liegenden Punktwerten und den Punktzahlen des EBM vergütet werden und die Abrechnungsbestimmungen des EBM für die Krankenhäuser entsprechend gelten.

Der Beschluss des Bewertungsausschusses greift aufgrund seiner Abrechnungsbestimmung in unzulässiger Weise in § 115b Abs. 1 Satz 1 Nr. 2 SGB V ein, indem für Krankenhäuser eine Berechnung der neu aufgenommenen Zuschläge im EBM bei einer Förderung nach § 4 Abs. 9 KHEntgG ausgeschlossen wird.

Damit erfolgt eine unzulässige Vermischung ambulanter Vergütungsinhalte mit Vergütungsbestandteilen voll- und teilstationärer Leistungen der Krankenhäuser mit der Folge, dass die einheitliche Vergütung von Leistungen nach § 115b SGB V für Krankenhäuser und Vertragsärzte nicht mehr gewährleistet ist.

Darüber hinaus berücksichtigt die für voll- und teilstationäre Leistungen vorgesehene Förderung nach § 4 Abs. 9 KHEntgG keine Kostenaufwände infolge erhöhter Hygienestandards, die im Zusammenhang mit der Aufbereitung von OP-Instrumenten stehen und als Begründung für die neu in den EBM eingeführten Zuschläge herangezogen werden.

Ein Ausgleich für Kosten infolge gestiegener Hygieneanforderungen, die bei der Aufbereitung von OP-Instrumenten entstehen, unterliegen bei Krankenhäusern der Betriebskostenfinanzierung über die DRG-Fallpauschalen. Darüber hinaus erfolgt bei der Kalkulation von DRG-Fallpauschalen eine kalkulatorische Abgrenzung zwischen voll- und teilstationären Leistungen und ambulanten Leistungen.

Auch unter diesem Gesichtspunkt erfolgt durch den Beschluss des Bewertungsausschusses eine unzulässige und inhaltlich nicht gerechtfertigte Vermischung voll- und teilstationärer Vergütungsbestandteile mit hiervon abzugrenzenden Vergütungen ambulanter Krankenhausleistungen nach § 115b SGB V. Die DKG hat sich daher schriftlich an das BMG gewandt und um Beanstandung des Beschlusses gebeten. Da das BMG allerdings keine Beanstandung vorgenommen hat, bleibt Krankenhäusern nur die gerichtliche Geltendmachung des Zuschlags anhand der vorstehenden Argumente.

§ 9 Abs. 2: Vorrang des AOP-Vertrages

Sieht der AOP-Vertrag abweichende Regelungen zur Vergütung der Leistungen von Vertragsärzten und Krankenhäusern vor, gehen diese § 9 Abs. 1 AOP-Vertrag bzw. den EBM-Bestimmungen vor.

Hinzuweisen ist auf eine Regelung in Abschnitt 2 des AOP-Kataloges: Dieser beinhaltet Gebührenordnungspositionen, die mit einem „*" („Sternchenleistungen") gekennzeichnet sind. Als „Sternchenleistung" werden für im Abschnitt 2 des AOP-Vertrages ausgewiesene OPS-Kodes hilfsweise EBM-Gebührenordnungspositionen zur Vergütungsabbildung ausgewiesen, deren obligater Leistungsinhalt die zur Leistungserbringung notwendigen Inhalte nicht bzw. nicht vollständig abbildet. D. h., diesen Leistungen werden Gebührenordnungspositionen des EBM „analog" zur Vergütungsabbildung zugeordnet. Diese Regelung wurde durch die Vereinbarungspartner bis zum 31.12.2025 befristet.

§ 9 Abs. 3: Schweregraddifferenzierung

Die Vergütung nach § 9 Abs. 1 und 2 AOP-Vertrag kann nach Maßgabe des § 10 AOP-Vertrag für Vertragsärzte und Krankenhäuser nach Schweregraden differenziert werden. Für die näheren Einzelheiten zur Schweregraddifferenzierung wird auf die Ausführungen zu § 10 AOP-Vertrag verwiesen.

§ 9 Abs. 4: Abbruch geplanter Eingriffe

Werden geplante Eingriffe nicht durchgeführt oder während der Durchführung vorzeitig abgebrochen, werden den Krankenhäusern und den Vertragsärzten nur diejenigen Leistungen vergütet, deren Leistungsinhalt vollständig erbracht worden ist.

§ 9 Abs. 5: Fallzusammenfassung

Gemäß § 9 Abs. 5 Satz 1 AOP-Vertrag erfolgt die Vergütung nur nach Maßgabe der Bundespflegesatzverordnung bzw. des Krankenhausentgeltgesetzes, wenn ein Patient an demselben Tag in unmittelbarem Zusammenhang mit der Leistungserbringung gemäß § 115b SGB V eines Krankenhauses stationär aufgenommen wird.

Wird ein Patient am Folgetag in unmittelbarem Zusammenhang mit der Leistungserbringung nach § 115b SGB V eines Krankenhaus stationär aufgenommen, erfolgt die Vergütung nur nach Maßgabe der Bundespflegesatzverordnung bzw. des Krankenhausentgeltgesetzes, sofern die tatsächliche postoperative Nachbeobachtung über den Kalendertag der Leistung nach § 115b SGB V hinausgeht und zwischen dem Ende der Leistung nach § 115b SGB V (inklusive tatsächlich erfolgter postoperativer Nachbeobachtung) und der stationären Aufnahme des Patienten nicht mehr als zwölf Stunden liegen (§ 9 Abs. 5 Satz 2 AOP-Vertrag). In diesen Fällen gilt das Datum der Leistung nach § 115b SGB V als Aufnahmedatum (§ 9 Abs. 5 Satz 3 AOP-Vertrag).

Danach erfolgt in Fällen, in denen ein Patient am Tag nach der AOP-Leistungserbringung, z. B. infolge einer Komplikation, stationär aufgenommen wird, die Vergütung nur dann ausschließlich nach den Regelungen für die stationäre Vergütung, wenn sich die tatsächliche postoperative Nachbeobachtung auf den Tag nach der AOP-Leistungserbringung erstreckt und zusätzlich dazu zwischen dem Ende der Leistung nach § 115b SGB V inklusive der tatsächlich erfolgten postoperativen Nachbeobachtung und der stationären Aufnahme des Patienten nicht mehr als zwölf Stunden liegen.

Wird demgegenüber nach mehr als 12 Stunden nach der AOP-Leistungserbringung inklusive der tatsächlich erfolgten postoperativen Nachbeobachtung eine stationäre Versorgung des Patienten notwendig, kann neben der vollstationären DRG auch die Leistung nach § 115b SGB V abgerechnet werden.

§ 9 Abs. 6: Kooperation mit niedergelassenen Ärzten

In § 9 Abs. 6 Satz 3 AOP-Vertrag wird klargestellt, dass Krankenhäuser die im Katalog nach § 3 AOP-Vertrag aufgeführten Leistungen nach § 115b SGB V und anästhesiologischen Leistungen/Narkosen auch auf der Grundlage einer vertraglichen Zusammenarbeit des Krankenhauses mit niedergelassenen Vertragsärzten ambulant im Krankenhaus erbringen können. Krankenhäuser können daher im Rahmen eines entsprechenden Kooperationsvertrages mit einem niedergelassenen Arzt diesen sowohl zur Erbringung der eigentlichen Hauptleistung, d. h. der Operation, des sonstigen stationsersetzenden Eingriffs oder der stationsersetzenden Behandlung, als auch allein zur Erbringung der anästhesiologischen Leistungen/Narkosen im Rahmen einer von Krankenhausärzten durchgeführten Leistung nach § 115b SGB V hinzuziehen.

Zu beachten ist insoweit, dass die Regelung in § 9 Abs. 6 Satz 3 AOP-Vertrag keine örtliche Leistungsverlagerung ermöglicht – die Leistungen der hinzugezogenen niedergelassenen Ärzte haben daher grundsätzlich im Krankenhaus und nicht in der Arztpraxis zu erfolgen. Darüber hinaus ist zu berücksichtigen, dass die Ermöglichung von Kooperationen mit niedergelassenen Ärzten im Rahmen des § 115b SGB V keine Ausweitung des Versorgungsauftrages des Krankenhauses zur Folge haben darf. Nach wie vor sind Krankenhäuser gemäß § 1 Abs. 1 AOP-Vertrag zur ambulanten Durchführung der im Katalog nach § 3 aufgeführten Leistungen nur in den Leistungsbereichen zugelassen, in denen sie auch stationäre Krankenhausbehandlung erbringen. Krankenhäusern ist es daher durch die Kooperationsmöglichkeit zwar möglich, ihre sich aus dem Versorgungsauftrag abzuleitende Leistungsfähigkeit im Bereich des ambulanten Operierens zu optimieren, nicht hingegen diese zu erweitern.

Des Weiteren ist zu beachten, dass der Umfang des Einsatzes des niedergelassenen Arztes im Krankenhaus gewissen zeitlichen Beschränkungen obliegt. Zwar wurde mit der Änderung des § 20 Abs. 1 Ärzte-ZV durch das GKV-Versorgungsstrukturgesetz (GKV-VStG) zum 01.01.2012 die Nebentätigkeitsregelung für niedergelassene Ärzte weiter gelockert, sodass die rigide Zeitenregelung des BSG (Urteil vom 30.01.2002, Az. B 6 KA 20/01; Urteil vom 13.10.2010, Az. B 6 KA 40/09), nach der Nebentätigkeiten eines niedergelassenen Arztes lediglich in einem zeitlichen Umfang von bis zu 13 Wochenstunden bei einer Vollzulassung und 26 Wochenstunden bei hälftigem Versorgungsauftrag zulässig waren, obsolet geworden ist. Allerdings ist die Tätigkeit des niedergelassenen Arztes für und im Krankenhaus nur dann unproblematisch, wenn sie den Vertragsarzt nicht daran hindert, seinen Patienten in einem dem Versorgungsauftrag entsprechenden Umfang persönlich zur Verfügung zu stehen und Sprechstunden zu den in der vertragsärztlichen Versorgung üblichen Zeiten anzubieten. Er muss insofern gemäß § 17 Abs. 1a BMV-Ä eine Mindestsprechstundenzahl von 25 Stunden bei einem vollem Versorgungsauftrag zu den üblichen Sprechstundenzeiten anbieten können. Bei einem reduzierten Versorgungsauftrag gelten die Sprechstundenzeiten anteilig. Ist dies der Fall, kann der Umfang der Nebentätigkeit im und für das Krankenhaus frei vereinbart werden.

§ 10: Schweregraddifferenzierung

Gemäß den gesetzlichen Vorgaben aus dem MDK-Reformgesetz ist nach § 115b Abs. 1 Satz 4 SGB V die Vergütung nach dem Schweregrad der Fälle zu differenzieren. Basierend auf dieser Vorgabe wurde mit Wirkung zum 01.01.2023 eine Schweregraddifferenzierung in den AOP-Vertrag eingeführt.

Aufgenommen wurde in § 10 Abs. 2 AOP-Vertrag eine Schweregraddifferenzierung für Re-Operationen, soweit diese nicht bereits über einen spezifischen OPS-Kode abgebildet und bewertet sind. Dabei wird als Re-Operation die Wiedereröffnung eines Operationsgebietes zur Behandlung einer Komplikation, zur Durchführung einer Rezidivtherapie oder zur Durchführung einer anderen Operation in diesem Operationsgebiet verstanden.

Nach § 10 Abs. 3 AOP-Vertrag werden Re-Operationen mit einem Vergütungszuschlag versehen. Dieser Zuschlag orientiert sich dabei an den im EBM ausgewiesenen (Zeit-)Kategorien und kombiniert diese Kategorien mit einem mehrfach berechnungsfähigen (zeitlich definierten) Zuschlag, d. h. bspw. kann bei einem Eingriff der Kategorie 1 der Zuschlag für Simultaneingriffe bis zu zweimal berechnet werden. Die

Berechnung der Zuschläge ist dabei an die Schnitt-Naht-Zeit geknüpft, worauf § 10 Abs. 4 AOP-Vertrag hinweist, d. h. ein Überschreiten der mit der Eingriffskategorie verknüpften Schnitt-Naht-Zeit ist Anknüpfungspunkt zur Berechnung der Zuschläge. Da nach § 9 AOP-Vertrag die Abrechnungsbestimmungen des EBM gelten, ist für die Berechnung der Zuschläge für Simultaneingriffe die zeitliche Vorgabe der Abrechnungsbestimmungen des EBM zu beachten.

Die erstmals zum 01.01.2023 eingeführte Schweregraddifferenzierung wurde mit Wirkung zum 01.01.2024 ausdifferenziert, indem für die operative Versorgung von Frakturen bzw. bei geschlossenen Repositionen von Frakturen (ohne Osteosynthesen) nach § 10 Abs. 5 AOP-Vertrag ein Zuschlag in Höhe von 20 Prozent auf die Vergütung entweder der jeweiligen Operationsleistung aus dem Abschnitt 31.2 EBM bzw. konservativen Behandlung aus dem Abschnitt 31.6 EBM berechnungsfähig ist. Für diesen Zuschlag wurde die Anlage 3 zum 01.01.2024 erstmal als Bestandteil des AOP-Vertrages aufgenommen, welche die entsprechenden OPS-Kodes mitsamt der kodierten Zusatzziffer (Zuschlag) und Vergütungshöhe ausweist. Die Zuschläge der Anlage 3 werden als Euro-Beträge ausgewiesen.

Bei Abrechnung der Zuschläge nach § 10 Abs. 5 AOP-Vertrag wurde deren Einbezug in die Honorarsumme zur Berechnung der Sachmittelpauschale nach § 11 Abs. 3 AOP-Vertrag durch die Kostenträger zum Teil abgelehnt. Dies wurde damit begründet, dass das ärztliche Honorar grundsätzlich nur in EBM-Punkten und nicht in Euro-Beträgen ausgedrückt werde. Beträge mit festen Euro-Beträgen seien nicht Bestandteil des ärztlichen Honorars und damit auch nicht Teil der Honorarsumme. In diesem Zusammenhang wurde auf § 87 Abs. 2 SGB V verwiesen.

§ 87 Abs. 2 Satz 1 SGB V gibt vor, dass der EBM den Inhalt der abrechnungsfähigen Leistungen und ihr wertmäßiges, in Punkten ausgedrücktes Verhältnis zueinander bestimmt. Nach § 87 Abs. 2 Satz 1 SGB V bestimmt der EBM damit einerseits den Leistungsinhalt und andererseits den Wert der einzelnen Leistung in Punkten, wobei durch die Punktzahlangabe das Verhältnis der Leistungen im EBM zueinander dargestellt wird. Die Punktangabe einer Gebührenordnungsposition entspricht damit nicht der Vergütung in Euro.

Die Vergütung in Euro für die einzelne Leistung ergibt sich aus § 87 Abs. 2e SGB V in Verbindung mit § 87a Abs. 2 Satz 1 und 2 SGB V. Hierüber wird im EBM der sog. Orientierungswert zur Vergütung der ärztlichen Leistungen (in Euro) festgelegt, welcher durch die Kassenärztliche Vereinigung und die Landesverbände der Krankenkassen und Ersatzkassen auf der Landesebene angepasst werden kann.

Das ärztliche Honorar bemisst sich damit nicht allein nach § 87 Abs. 2 SGB V, sondern erst im Zusammenspiel der einzelnen Rechtsnormen, sodass aus einem in Punkten ausgedrückten Verhältnis von EBM-Leistungen zueinander eine Vergütung für ärztliche Leistungen in Euro resultiert.

Darüber hinaus gibt § 115b Abs. 1 SGB V vor, dass DKG, KBV und GKV-SV eine einheitliche Vergütung zu vereinbaren haben. Diese ist nach § 115b Abs. 1 Satz 4 SGB V ausgehend vom EBM zu differenzieren. Die Vereinbarungspartner haben vor diesem Hintergrund in § 9 Abs. 2 AOP-Vertrag in Verbindung mit § 10 Abs. 5 AOP-Vertrag geregelt, dass abweichend vom EBM für Frakturen ein Zuschlag in Höhe von 20 Prozent auf die Vergütung der operativen Versorgung bzw. der konservativen Behandlung berechnungsfähig ist.

Auch ist darauf hinzuweisen, dass § 9 Abs. 1 AOP-Vertrag vorsieht, dass die im AOP-Katalog aufgeführten ambulant durchführbaren Operationen, sonstigen stationsersetzenden Eingriffe und stationsersetzenden Behandlungen sowie die nach den §§ 4, 5 und 6 erbrachten Leistungen des Krankenhauses und der Vertragsärzte mit den Preisen für den Regelfall der für den Standort des Krankenhauses geltenden regionalen Euro-Gebührenordnung nach § 87a Abs. 2 SGB V bzw. den diesen zu Grunde liegenden Punktwerten und Punktzahlen des EBM vergütet werden. Die Vergütung der ärztlichen Leistungen basiert damit nicht auf einer Punktzahl des EBM, sondern auf den zu Grunde liegenden Punktzahlen und Punktwerten, d. h. auf einem sich daraus ergebenden Euro-Betrag.

Ausgehend hiervon erhöht der vereinbarte Zuschlag nach § 10 Abs. 5 AOP-Vertrag die zu Grunde liegende ärztliche Leistung, d. h. die vom Bewertungsausschuss in den EBM aufgenommene Leistung wurde – abweichend vom EBM – dreiseitig angepasst, da die Vereinbarungspartner den EBM nicht anpassen können. Damit wird die im EBM ausgewiesene Ausgangsleistung durch den Vertrag nach § 115b SGB V um 20 Prozent erhöht.

Der nach § 115b SGB V dreiseitig vereinbarte Zuschlag nach § 10 Abs. 5 AOP-Vertrag von 20 Prozent erhöht folglich diesen Betrag für Vertragsärzte und Krankenhäuser, sodass die jeweilige mit der operativen bzw. konservativen Frakturversorgung verknüpfte ärztliche Leistung gegenüber der EBM-Vergütung höher vergütet wird. Diese – dreiseitig abweichend vom EBM bewertete – ärztliche Leistung für die Frakturversorgung unterliegt nach § 11 Abs. 3 AOP-Vertrag dabei dem pauschalen Zuschlag in Höhe von 7 Prozent.

Klarstellend wurde zum 01.01.2025 nunmehr in § 10 Abs. 5 AOP-Vertrag ergänzt, dass der jeweilige Zuschlag für die Versorgung von Frakturen Teil der Honorarsumme nach § 11 Abs. 3 ist.

In § 10 Abs. 6 AOP-Vertrag findet sich eine Abrechnungsregel für die vorhandenen Schweregraddifferenzierungen. Bei Vorliegen unterschiedlicher Schweregradkriterien, d. h. entweder nach § 10 Abs. 2 oder Abs. 5 AOP-Vertrag, ist nur ein Kriterium berechnungsfähig, wobei eine „Best-Regelung" getroffen wird, indem der jeweils höherwertige Zuschlag zur Berechnung kommt.

§ 11: Vergütung von Sachkosten

§ 11 Abs. 1: Abrechnung von Sachmitteln

Die Regelung des § 11 Abs. 1 AOP-Vertrag gibt vor, dass die für die Durchführung der Katalogleistungen nach § 3 AOP-Vertrag sowie der prä-, intra- und postoperativen

Leistungen benötigten Verbrauchsmaterialien, Verbandsmaterialien, Arznei- und Hilfsmittel vom Krankenhaus zur Verfügung gestellt werden.
Die in § 9 Abs. 6 des alten AOP-Vertrages 2005 enthaltene Regelung, nach der die ggf. erforderlichen Materialien mitzugeben sind und dabei die mitgegebene Menge so bemessen sein soll, dass die Versorgung des Patienten in der Regel für den Zeitraum von bis zu drei Tagen nach Durchführung des Eingriffs gesichert ist, ist bereits in der Neuregelung der Festsetzung des erweiterten Bundesschiedsamts 2006 aufgegangen. Es dürfte jedoch nach wie vor bereits aus haftungsrechtlichen Gründen durch das Krankenhaus sicherzustellen sein, dass der Patient im Einzelfall über die erforderlichen Mittel verfügt, um den Zeitraum von der Beendigung der Behandlung durch das Krankenhaus bis zur ggf. erforderlichen Weiterbehandlung durch einen Vertragsarzt überbrücken zu können.

Das Verfahren zur Abrechnung der Sachmittel wird, wie für die Leistungen nach § 3 AOP-Vertrag und die Begleitleistungen gemäß den §§ 4 bis 6 AOP-Vertrag, auch für die Sachmittel in § 20 AOP-Vertrag vorgegeben. Eine Rezeptiermöglichkeit des Krankenhauses besteht beim ambulanten Operieren gemäß § 115b SGB V nach wie vor nicht.

§ 11 Abs. 2: Praxisbedarf
Der Praxisbedarf ist vom Grundsatz her mit den Vergütungsziffern des EBM für die ärztliche Leistung abgegolten. In § 11 Abs. 2 AOP-Vertrag findet sich eine Klarstellung dahingehend, dass für die Definition des Praxisbedarfs auf Nr. 7.1 der Allgemeinen Bestimmungen des EBM verwiesen wird. Darüber hinaus sind auch einzelne Sachmittel, die explizit Inhalt der EBM-Honorarziffern sind, mit den Honorarziffern abgegolten.

§ 11 Abs. 3: Sachmittelpauschale in Höhe von 7% der Honorarsumme
Wie bisher werden notwendige Arznei- und Sachmittel, die nicht über eine spezifische Regelung der Absätze 4 bis 7 abgerechnet werden und keinen Praxisbedarf nach § 11 Abs. 2 AOP-Vertrag darstellen, durch einen pauschalen Zuschlag i.H.v. 7% auf die gesamte Honorarsumme vergütet. Mit der Pauschale erfolgt somit eine „Abschlagszahlung" auf die Artikel des Sprechstundenbedarfs und die im vertragsärztlichen Bereich verordnungsfähigen Arznei- und Hilfsmittel, die von den Krankenhäusern nicht gesondert nach § 11 Abs. 4 bis 7 AOP-Vertrag in Rechnung gestellt werden können. Eine „Verrechnung" der Pauschale mit ggf. separat berechnungsfähigen Sachmitteln ist nicht vorzunehmen.

Auf Rechnungspositionen, die nicht dem ärztlichen Honorar zuzuordnen sind, sondern <u>explizit und ausschließlich</u> zur Vergütung von Sachmitteln angeführt werden, kann jedoch nicht nochmals eine Sachmittelpauschale berechnet werden. Nicht in die Bezugsgröße „Honorarsumme" einzubeziehen sind daher die Kostenpauschalen nach EBM-Kapitel 40, die gemäß § 11 Abs. 5 AOP-Vertrag nach Einzelaufwand in

Rechnung zu stellenden Sachgüter sowie die nach § 11 Abs. 7 und 8 AOP-Vertrag abgerechneten Arzneimittel.

Für den Fall, dass gemäß § 11 Abs. 4 AOP-Vertrag eine leistungsbezogene Kostenpauschale des Kapitels 40 des EBM in Rechnung gestellt wird, ist die entsprechende ärztliche Leistung des EBM für die Berechnung der Sachmittelpauschale aus der Honorarsumme auszuklammern.

Beispielsweise ist bei der Erbringung der Leistung „Arthroskopische Operation an der Synovialis: Resektion einer Plica synovialis: Kniegelenk (OPS 5-811.0h)", die in Abschnitt 1 des als Anlage zum Vertrag festgesetzten AOP-Kataloges aufgeführt ist, die EBM-Ziffer 31141 (Endoskopischer Gelenkeingriff der Kategorie E1) in Rechnung zu stellen. Diese ist derzeit mit 1.556 Punkten bewertet. Die für die Erbringung des operativen Eingriffs notwendigen Sachkosten werden über die leistungsbezogene EBM-Kostenpauschale 40750 (122,00 Euro) abgerechnet. Die Bestimmung des § 11 Abs. 3 AOP-Vertrag gibt für diese Konstellation vor, dass die 1.556 Punkte für die Katalogleistung aus der Honorarsumme für die Berechnung der Sachmittelpauschale i.H.v. 7% auszuklammern sind. In der Honorarsumme als Bezugsgröße verbleiben aber sämtliche Leistungen nach den §§ 4, 5 und 6 AOP-Vertrag. Eine Ausklammerung der ärztlichen Leistung aus der gesamten Honorarsumme kann aus sachlogischen Gründen nur beim Ansatz einer leistungsbezogenen Kostenpauschale des Kapitels 40 erfolgen. Sofern beispielsweise die „Kostenpauschale für die Versendung bzw. den Transport von Briefen und/oder schriftlichen Unterlagen bis 20 g oder für die Übermittlung eines Telefaxes" gemäß der Ziffer 40120 abgerechnet wird, mangelt es hierbei an einer korrespondierenden ärztlichen Leistung. Eine Kürzung der Bezugsgröße „Honorarsumme" ist demzufolge nicht vorzunehmen.

In der Vergangenheit gab es verschiedene Auffassungen zu der Frage, ob die in den Kapiteln 32.2 und 32.3 des EBM aufgeführten Kosten für Laboratoriumsuntersuchungen in die Honorarsumme mit einzubeziehen sind. Anders als die Kostenpauschalen des EBM-Kapitels 40 stellen diese keine vergleichbare Sachkostenerstattung dar. Mit der EBM-Laborreform im Jahr 1999 wurde das Honorar für laboratoriumsmedizinische Analysen lediglich in die Grund-/Wirtschaftlichkeitsgebühren und die leistungsbezogenen Abrechnungsziffern gesplittet. Mit den leistungsbezogenen Laborziffern werden seitdem alle mit der Leistungserbringung einhergehenden Kosten vergütet, die in den Allgemeinen Bestimmungen unter Punkt 7.1 des EBM aufgeführt sind. Hierzu zählen insbesondere die allgemeinen Praxiskosten (einschließlich Kosten des Praxispersonals) und die Kosten des Praxisbedarfs. Außerhalb des Laborkapitels 32 sind diese Kosten in sämtlichen mit Punkten bewerteten Gebührenziffern, die zweifelsfrei dem Honorar bzw. der Honorarsumme zugerechnet werden, enthalten. Entsprechend sind auch die leistungsbezogenen, mit Euro-Beträgen ausgewiesenen Laborziffern dem Honorar zuzurechnen und in die Honorarsumme einzubeziehen.

Das SG Lübeck hat demgegenüber mit Urteil vom 28.11.2013 (Az. S 5 KR 997/10) entschieden, nach Nr. 7.1 der Allgemeinen Bestimmungen des EBM seien die Kosten für Reagenzien, Substanzen und Materialien für Laboratoriumsuntersuchungen mit der Gebühr für die ärztliche Leistung abgegolten. Die Kosten für

Laboratoriumsuntersuchungen könnten deshalb nicht gemäß § 11 Abs. 3 AOP-Vertrag durch einen Zuschlag auf die gesamte Honorarsumme in Höhe von 7% nochmals vergütet werden. Dieser Argumentation ist entgegenzuhalten, dass § 11 Abs. 3 AOP-Vertrag ausschließlich die oben dargestellte Ausklammerung der ärztlichen Leistung bei Abrechnung einer in Kapitel 40 EBM ausgewiesenen leistungsbezogenen Sachkostenpauschale aus der Bezugsgröße „Honorarsumme" vorgibt. Diese Vorgabe stellt indirekt auch formal klar, dass die abrechnungsfähigen Beträge der Kapitel 32.2 und 32.3 in die Honorarsumme einzubeziehen sind. Da sich die Kosten für Laboratoriumsuntersuchungen in den Kapiteln 32.2 und 32.3 des EBM befinden, sind diese demnach in die Honorarsumme einzubeziehen. Entgegen der Auffassung des SG Lübeck geht es nicht um die Frage, ob die Kosten für Laboratoriumsuntersuchungen gesondert vergütet werden können, sondern allein darum, ob diese für die Berechnung der Zuschlagshöhe zur Vergütung der Sachkosten nach § 9 Abs. 3 AOP-Vertrag in die Honorarsumme einbezogen werden können.

§ 11 Abs. 4: Kostenpauschalen gemäß Kapitel 40 EBM

§ 11 Abs. 4 stellt klar, dass die Kostenpauschalen des Kapitels 40 EBM auch von Krankenhäusern im Rahmen der Leistungserbringung gemäß § 115b SGB V abgerechnet werden können. Dies gilt sowohl für leistungsbezogene (beispielsweise bei endoskopischen Gelenkeingriffen) als auch für leistungsunabhängige Kostenpauschalen (z. B. Porto).

Mit dem AOP-Vertrag 2012 wurden zwei redaktionelle Klarstellungen im Hinblick auf die Berechnung der Sachmittelpauschale aufgenommen. Durch die Einfügung des Begriffs „leistungsbezogene" in § 11 Abs. 3 Satz 2 AOP-Vertrag wird klargestellt, dass nur dann, wenn eine leistungsbezogene Kostenpauschale nach § 11 Abs. 4 AOP-Vertrag in Rechnung gestellt wird, die entsprechende ärztliche Leistung des EBM für die Berechnung der Zuschlagshöhe aus der Honorarsumme auszuklammern ist. Damit wird verdeutlicht, dass nur bei Abrechnung einer Kostenpauschale, die im EBM auch explizit als leistungsbezogen bezeichnet wird (EBM Abschnitte 40.6. bis 40.16), nicht nochmals eine Sachmittelpauschale auf die entsprechende ärztliche Leistung angesetzt werden kann. Korrespondierend hierzu stellt der neu hinzugefügte § 11 Abs. 4 Satz 2 AOP-Vertrag klar, dass alle Kostenpauschalen für die Erstattung von Sachkosten in Kapitel 40 des EBM zur Berechnung des pauschalen Zuschlags nach Abs. 3 nicht der Honorarsumme zuzurechnen sind.

§ 11 Abs. 5: Kostenerstattung für aufgelistete Sachmittelgruppen

Die Regelung zu den separat abrechnungsfähigen Sachmitteln beinhaltet eine Wertgrenze sowie einen Selbstbehalt der Krankenhäuser von 6,25 Euro. Beides ist je Fall auf die aufgeführten Sachmittelpositionen (je Spiegelstrich) zu beziehen.

Sofern beispielsweise ein Implantat mit einem Preis von 100 Euro sowie Nahtmaterial im Wert von 20 Euro bei der durchzuführenden Leistung benötigt werden, ist der Selbstbehalt i.H.v. 6,25 Euro zweimal in Ansatz zu bringen. In diesem Fall kann der Krankenkasse gemäß § 11 Abs. 5 AOP-Vertrag demzufolge ein Betrag i.H.v. 107,50

Euro (100 € – 6,25 € + 20 € – 6,25 €) in Rechnung gestellt werden. Der Selbstbehalt würde auch bei der Verwendung von Mehrkomponentenimplantaten (z. B. Schrauben und Platten) bzw. mehreren einzelnen Implantaten keine Änderung erfahren, da der Selbstbehalt je Spiegelstrich vorgegeben ist und darüber hinaus speziell bei den Implantaten nochmals klargestellt wird, dass diese in Summe zu betrachten sind.

Die Liste der gesondert abrechnungsfähigen Sachmittel, die weiterhin abschließend ist, erfuhr im AOP-Vertrag 2010 eine Änderung bei den abrechenbaren Kathetern im Zusammenhang mit Leistungen zur In-vitro-Fertilisation. Hier wurden die Transferkatheter von der Kostenerstattungsregelung ausgenommen, da diese bereits mit der entsprechenden EBM-Gebührenziffer (08550, 08560) abgegolten sind. Im AOP-Vertrag 2012 ist die Liste der abrechnungsfähigen Sachmittel unverändert geblieben. Zum 01.01.2024 wurde der Spiegelstrich *„diagnostische und interventionelle Katheter einschließlich Führungsdraht, Ureterschleusen (Führungshülsen) im Zusammenhang mit urologischen Leistungen"* in der Liste der abrechnungsfähigen Sachmittel ergänzt. Zum 01.01.2025 wurde bei den diagnostischen und interventionellen Kathetern einschließlich Führungsdraht, welche im Zusammenhang mit gastroskopischen Leistungen (inklusive Leistungen an den Gallenwegen) berechnungsfähig sind, ergänzt, dass diese auch im Zusammenhang mit koloskopischen Leistungen abrechnungsfähig sind.

Implantate sind die *„zusammenfassende Bezeichnung für all jene Stoffe und Teile, die zur Erfüllung bestimmter Ersatzfunktionen für einen begrenzten Zeitraum oder auf Lebenszeit in den menschlichen Körper eingebracht werden"* (Pschyrembel). Unter „im Körper verbleibende Implantate" sind im Sinne des AOP-Vertrages sämtliche Implantate zu verstehen, die – unabhängig von der zeitlichen Dauer – nach dem Eingriff bzw. Verlassen des OP-Bereiches im Körper des Patienten verbleiben. Durch die Anfügung des Begriffs „in Summe" wird zusätzlich zur Spiegelstrichregelung nochmals betont, dass ein Implantat auch bei mehreren Komponenten (z. B. Nägel, Platten, Schrauben oder Drähte) als Gesamtheit der eingesetzten Materialien abrechnungsfähig ist.

Das SG Kiel hat mit rechtskräftigem Urteil vom 10.02.2015 (Az. S 2 KA 8/14) entschieden, dass die Kosten für Nahtanker im Rahmen einer Meniskusrefixation gemäß § 11 Abs. 5 AOP-Vertrag gesondert nach Aufwand zu erstatten sind, da es sich um im Körper verbleibende Implantate handelt, die einen Betrag von 6,25 Euro im Behandlungsfall überschreiten. Die Verwendung der „Fast-Fix-Ankersysteme" im Rahmen der Meniskusrefixation sei auch medizinisch notwendig und wirtschaftlich gewesen.

§ 11 Abs. 6: Nachweis der nach Abs. 5 abgerechneten Materialien

Die Krankenhäuser sind analog den Vorschriften für den vertragsärztlichen Sektor verpflichtet, die tatsächlich realisierten Preise in Rechnung zu stellen. Der Nachweis erfolgt nach Maßgabe der Krankenkasse. Diese Maßgabe muss allerdings angemessen und verhältnismäßig sein und darf sich ausschließlich auf die tatsächlich abgerechneten Artikel beziehen. Die Regelung sieht abweichend vom vorgenannten

Grundsatz der tatsächlich realisierten Preise aber vor, dass von einem Skonto nur der Anteil weiterzugeben ist, der 3% übersteigt. Zudem ist klargestellt, dass es sich bei einem Skonto um einen Preisnachlass für eine fristgerechte Zahlung handelt.

§ 11 Abs. 7: Vergütung von hochpreisigen Arzneimitteln

Gemäß § 11 Abs. 7 AOP-Vertrag werden Arzneimittel, die nicht Bestandteil der Vergütungen gemäß § 11 Abs. 2 bis 5 AOP-Vertrag sind, gesondert vergütet, wenn der Preis des Arzneimittels einen Betrag von 40,00 Euro übersteigt. Die Vergütung erfolgt auf Grundlage des in der Großen Deutschen Spezialitätentaxe (Lauertaxe) ausgewiesenen Apotheken-Einkaufspreises mit einem Abschlag in Höhe von 25% zuzüglich Mehrwertsteuer. Der Preis ergibt sich aus den tatsächlich für den Behandlungsfall verbrauchten Einheiten des jeweiligen Arzneimittels und dem Preis einer Einzeldosis der größten in der Lauertaxe angegebenen Packungseinheit.

Für die praktische Umsetzung gibt § 11 Abs. 7 AOP-Vertrag ein zweistufiges Verfahren vor. In einem ersten Schritt wird geprüft, ob das Arzneimittel unter die gesonderte Vergütungsregelung fällt. Hierfür wird der Apotheken-Einkaufspreis der größten in der Lauertaxe angegebenen Packungseinheit des Arzneimittels für den Verbrauch im konkreten Behandlungsfall berechnet und mit der Wertgrenze verglichen. Sofern der errechnete Betrag den Wert von 40,00 Euro übersteigt, ist eine gesonderte Abrechnung des Arzneimittels nach der Regelung des § 11 Abs. 7 AOP-Vertrag möglich. Der Vergütungsbetrag wird anschließend hergeleitet, indem von dem errechneten Betrag ein prozentualer Abschlag i.H.v. 25% vorgenommen wird und der jeweils geltende Umsatzsteuersatz aufgeschlagen wird. Gemäß diesem Vorgehen kann es im Einzelfall selbstverständlich auch zu Abrechnungsbeträgen kommen, die geringfügig unter der 40-Euro-Grenze liegen.

Beispiel:

Für einen Behandlungsfall (inkl. prä-, intra- und postoperativen Leistungen) wurden 6 Tabletten des Medikaments A verbraucht. Nach Lauertaxe enthält die größte Packungseinheit des Medikaments A 100 Tabletten, der Apo-EK dieser Packungseinheit beträgt 700 Euro. Der Preis einer Tablette (Verbrauchseinheit) beträgt somit 7 Euro. Der Preis des „Arzneimittels im Einzelfall" zum Abgleich mit der Wertgrenze beträgt 42 Euro (6 Tabletten x 7 €). Dieser Preis übersteigt 40 Euro, sodass die Regelung greift. Es wird der Betrag von 42 Euro abzgl. 25% (Abschlag) und zzgl. geltendem Umsatzsteuersatz (derzeit i.d.R. 19%) vergütet. Somit ergibt sich ein Vergütungsanspruch i.H.v. 37,49 Euro (42 € – 25% = 31,50 € + 19% = 37,49 €).

§ 11 Abs. 8: Sonderregelung für Photosensibilisatoren und Hormonpräparate

Aufgrund der besonders hohen Kosten für Arzneimittel, die in Zusammenhang mit der Photodynamischen Therapie und den Maßnahmen zur künstlichen Befruchtung entstehen, sieht § 11 Abs. 8 AOP-Vertrag eine Sonderregelung hierfür vor. Diese bezieht sich bei der Photodynamischen Therapie auf die Photosensibilisatoren (z. B. Verteporfin) sowie bei der künstlichen Befruchtung auf die notwendigen Hormonpräparate.

Diese Arzneimittel werden ohne Ansatz einer Wertgrenze mit einem Abschlag in Höhe von 20% auf den Apotheken-Einkaufspreis zuzüglich Mehrwertsteuer vergütet. Auch hierbei sind die tatsächlich für den Behandlungsfall verbrauchten Einheiten des jeweiligen Arzneimittels mit dem Apotheken-Einkaufspreis einer Einzeldosis der größten in der Lauertaxe angegebenen Packungseinheit zugrunde zu legen. Bei den Hormonpräparaten zur In-vitro-Fertilisation ist der Vergütungsbetrag um den Eigenanteil der Patienten zu reduzieren.

§ 12: Facharztstandard

Entsprechend der Möglichkeit der Hinzuziehung von Vertragsärzten beim ambulanten Operieren durch Neufassung des § 7 Abs. 4 AOP-Vertrag zum 01.06.2012 (jetzt: § 9 Abs. 6 AOP-Vertrag) sieht § 12 AOP-Vertrag bezüglich der Einhaltung des Facharztstandards nunmehr vor, dass dann, wenn die im Katalog aufgeführten Operationen und Eingriffe auf Grundlage einer vertraglichen Zusammenarbeit des Krankenhauses mit niedergelassenen Vertragsärzten ambulant im Krankenhaus erbracht werden, das Krankenhaus auch konsequenterweise für die Einhaltung des Facharztstandards verantwortlich bleibt.

§ 13: Qualitätssicherung

Mit Inkrafttreten des § 137 SGB V (heute: § 136 SGB V) in der Fassung des GKV-WSG obliegt es seit dem 01.07.2008 dem G-BA, Maßnahmen zur Qualitätssicherung für ambulante Operationen und stationsersetzende Leistungen zu beschließen. Bis zum 31.03.2007 waren dazu noch die Vertragspartner des AOP-Vertrages berechtigt und verpflichtet. Dementsprechend hatte das erweiterte Bundesschiedsamt am 17.08.2006 auch noch eine Qualitätssicherungsvereinbarung festgesetzt, während die Vertragspartner für das Jahr 2010 keine gesonderte Qualitätssicherungsvereinbarung mehr treffen konnten. Stattdessen wird in § 13 AOP-Vertrag nunmehr auf die Richtlinien und Beschlüsse des G-BA nach § 92 Abs. 1 S. 2 Nr. 13 SGB V und nach §§ 136 bis 136b SGB V verwiesen. Durch das Krankenhausstrukturgesetz (KHSG) vom 10.12.2015 (BGBl. I, Seite 2229) wurde zum 01.01.2016 eine Umstrukturierung der Qualitätssicherungsregelungen im neunten Abschnitt des SGB V vorgenommen. Dadurch befindet sich z. B. die Regelung des § 137 Abs. 1 SGB V (a.F.) nunmehr in § 136 SGB V und § 115b SGB V verweist nicht mehr auf die Richtlinien und Beschlüsse des G-BA nach § 137 SGB V, sondern nach §§ 136 bis 136b SGB V.

Leistungen, die Frequenzregelungen unterliegen und unter unmittelbarer Aufsicht und Weisung von Fachärzten mit der Möglichkeit des unmittelbaren Eingreifens erbracht werden, können weiterhin von diesen auf die eigene Leistungsfrequenz angerechnet werden. Zusätzlich dazu haben sich die Vertragspartner auf Bundesebene 2011 in einer „Gemeinsamen Erklärung zur Qualitätssicherung beim ambulanten Operieren" darauf verständigt, dass die Strukturqualitätsanforderungen der Qualitätssicherungsvereinbarung vom 01.10.2006 so lange weiterhin zur Anwendung kommen sollen, bis der G-BA für diesen Bereich Regelungen getroffen hat.

Durch einen entsprechenden redaktionellen Hinweis in § 13 Satz 4 AOP-Vertrag wird klargestellt, dass Anforderungen an die Qualitätssicherung insbesondere im Hinblick auf die Einhaltung von Frequenzregelungen selbstverständlich auch im Rahmen der Hinzuziehung von Vertragsärzten bei Eingriffen des Krankenhauses zu berücksichtigen sind.

§ 14: Anpassung der Operationen- und Prozedurenschlüssel

In § 14 des AOP-Vertrages findet sich nach wie vor die Regelung, dass die Vertragspartner die erforderlichen Anpassungen der Operationen und sonstigen Prozeduren (OPS) im Katalog der Leistungen gemäß § 115b Abs. 1 SGB V vornehmen. Soweit eine Einigung über diese Anpassungen nicht zustande kommt, nehmen von den Vertragspartnern bestellte Sachverständige im Wege der Schlichtung zu offenen Fragen Stellung. Soweit die Vertragspartner einen Sachverständigenvorschlag zur Anpassung der Operationen und sonstigen Prozeduren (OPS) im Katalog der Leistungen gemäß § 115b Abs. 1 SGB V nicht annehmen oder sich einvernehmlich auf Änderungen des Sachverständigenvorschlags einigen, gilt der Vorschlag des Sachverständigen als abgelehnt. Gilt der Vorschlag des Sachverständigen im Falle der Nichteinigung als abgelehnt, kommt letztlich eine Vereinbarung gemäß § 115b Abs. 1 SGB V ganz oder teilweise nicht zustande, sodass für deren Festsetzung gemäß § 115b Abs. 3 SGB V das sektorenübergreifende Schiedsgremium auf Bundesebene gemäß § 89a SGB V zuständig ist.

§ 15: Arbeitsunfähigkeit/häusliche Krankenpflege

Der Krankenhausarzt kann Arbeitsunfähigkeit im Anschluss an einen Eingriff gemäß § 115b SGB V im Regelfall bis zu sieben Tagen bescheinigen. Die Verordnung häuslicher Krankenpflege ist für den Krankenhausarzt bis zu einer Dauer von sieben Tagen möglich, sofern sie im Zusammenhang mit der Sicherstellung des Behandlungserfolges im häuslichen Umfeld des Patienten erfolgt. Hierfür sind die entsprechenden Richtlinien des Gemeinsamen Bundesausschusses über die Verordnung von häuslicher Krankenpflege maßgeblich. Die Richtlinien sind in der jeweils gültigen Fassung auf der Homepage des Gemeinsamen Bundesausschusses unter www.g-ba.de abrufbar. Die erforderlichen Formulare für die Verordnungen sind gemäß § 18 Abs. 1 AOP-Vertrag von der Kassenärztlichen Vereinigung zur Verfügung zu stellen. Entsprechend der Verfahrensweise bei den Überweisungsformularen sollte anstelle der Betriebsstättennummer auch in diesen Formularen jeweils das Institutskennzeichen des Krankenhauses eingetragen werden.

§ 16: Krankentransport

Ist ein Krankentransport zu Lasten einer Krankenkasse nach Durchführung einer Leistung gemäß § 115b SGB V notwendig, ist er von dem Krankenhausarzt unter Beachtung der Krankentransport-Richtlinien des G-BA in der jeweils gültigen Fassung anzuordnen. Die erforderlichen Formulare für die Verordnungen sind gemäß § 18 Abs. 1

AOP-Vertrag von der Kassenärztlichen Vereinigung zur Verfügung zu stellen. Entsprechend der Verfahrensweise bei den Überweisungsformularen sollte anstelle der Betriebsstättennummer auch in diesen Formularen jeweils das Institutskennzeichen des Krankenhauses eingetragen werden.

§ 18: Dokumentation und Datenübermittlung

Gemäß § 18 Abs. 1 AOP-Vertrag verwenden die Krankenhäuser die für die vertragsärztliche Versorgung vereinbarten Formulare, soweit Vordrucke erforderlich sind. Sie werden ihnen von den Kassenärztlichen Vereinigungen zur Verfügung gestellt.

Gemäß § 18 Abs. 2 AOP-Vertrag haben die zugelassenen Krankenhäuser den Krankenkassen die Daten nach § 301 SGB V zu übermitteln. Hierbei sind die Behandlungsdiagnosen sowie die abrechnungsrelevanten Prozeduren zwingend auf den Abrechnungsunterlagen anzugeben (§ 18 Abs. 3 AOP-Vertrag).

§ 20: Abrechnungsverfahren

In § 20 Abs. 1 AOP-Vertrag ist vorgesehen, dass nur eine Rechnung des Krankenhauses zulässig ist, die sämtliche abrechenbaren Leistungen nach § 115b SGB V gemäß den Anlagen sowie gegebenenfalls der §§ 4, 5, 6 und 11 AOP-Vertrag umfasst.

§ 20 Abs. 2 AOP-Vertrag regelt Form und Inhalt der Abrechnung, wenn die ambulante Operation, der sonstige stationsersetzende Eingriff, die stationsersetzende Behandlung oder die anästhesiologische Leistung/Narkose durch einen Vertragsarzt im Rahmen einer vertraglichen Zusammenarbeit nach § 9 Abs. 6 AOP-Vertrag erbracht wird. Dabei wird klargestellt, dass auch in dieser Konstellation sämtliche Leistungen vom Krankenhaus der Krankenkasse gegenüber in Rechnung gestellt werden. Eine gesonderte Vergütung des Vertragsarztes erfolgt weder durch die Krankenkasse noch durch die Kassenärztliche Vereinigung, sondern ist allein im Innenverhältnis zwischen Krankenhaus und Vertragsarzt zu regeln. Die Vergütung des Vertragsarztes kann diesbezüglich in den Grenzen des allgemeinen Wettbewerbsrechts frei vereinbart werden. Nach der Rechtsprechung des BGH (Urteil vom 12.11.2009, Az. III ZR 110/09) ist insoweit die Anwendung der GOÄ nicht zwingend, da diese auf Dauerschuldverhältnisse zwischen Krankenhausträger und einem niedergelassenen Arzt keine Anwendung findet. Es sind daher neben der Vereinbarung eines Entgelts nach Maßgabe der GOÄ auch Pauschalhonorare auf Basis der Leistung oder auf Basis des Zeiteinsatzes, z. B. in Form eines Stundensatzes, zulässig. Wie bei sämtlichen Kooperationsformen zwischen niedergelassenen Ärzten und Krankenhäusern ist hier ebenfalls besonderes Augenmerk auf die Angemessenheit der Vergütung zu legen, um keine Vorwürfe im Hinblick auf die sog. Kick-back-Problematik zu provozieren.

Gemäß § 20 Abs. 2 Satz 2 AOP-Vertrag ist darüber hinaus bei der Abrechnung gegenüber der Krankenkasse im Falle der vertraglichen Zusammenarbeit mit einem niedergelassenen Arzt dessen lebenslange Arztnummer auf der Rechnung auszuweisen.

Die Vorgabe des § 20 Abs. 3 AOP-Vertrag, wonach die AOP-Katalogleistung (Hauptleistung) eines belegärztlich tätigen Vertragsarztes in der abschließenden Rechnung gesondert auszuweisen ist, soll den Krankenkassen bei der Rechnungsprüfung die Möglichkeit eröffnen, die durch den Belegarzt erbrachte ärztliche Leistung mit der durch das Krankenhaus erbrachten Anästhesieleistung im Sinne des AOP-Vertrages und der Regelungen des EBM abgleichen zu können.

Gemäß § 20 Abs. 5 AOP-Vertrag wird der zuständigen Krankenkasse innerhalb von vier Wochen nach Abschluss des Falles einer ambulanten Operation eine Rechnung übersandt. Durch diese Vorgabe sollte aber keine Ausschlussfrist für die Abrechnung ambulanter Operationen geschaffen, sondern lediglich der Verfahrensablauf geregelt werden. Der Wunsch der Krankenkassen bestand darin, die Abrechnung jeweils möglichst zeitnah durchzuführen. Daher ist die Übersendung der Rechnung innerhalb von vier Wochen nach Abschluss des Falles vorgesehen. Außerdem waren sich alle Beteiligten darin einig, dass die Abrechnung nicht quartalsweise, sondern pro Fall erfolgen soll.

Dass keine Ausschlussfrist normiert werden sollte, wird auch daran deutlich, dass keine Sanktion für den Fall einer Fristüberschreitung vorgesehen ist. Dementsprechend kann der Regelung des § 20 Abs. 5 AOP-Vertrag nicht entnommen werden, dass die Abrechnung bei einem Überschreiten der vierwöchigen Frist nicht mehr möglich sein soll. Im Übrigen entsteht der Krankenkasse kein Nachteil, wenn die Abrechnung später erfolgt. Hätten die Vertragspartner den Ausschluss der Abrechnung im Falle einer Fristüberschreitung gewollt, obwohl die Krankenkassen durch eine spätere Abrechnung keinen Nachteil haben, hätten sie dies ausdrücklich regeln müssen, was nicht erfolgt ist. Es kann aber nicht zwangsläufig eine Ausschlussfrist angenommen werden, nur weil ein Zeitraum von vier Wochen genannt wird.

Zu beachten ist auch, dass § 20 Abs. 6 AOP-Vertrag im Gegensatz zu § 20 Abs. 5 AOP-Vertrag anders formuliert ist. In Absatz 6 heißt es, dass die Krankenkassen die Rechnung innerhalb von vier Wochen nach Rechnungseingang zu bezahlen **haben**. Dadurch wurde ausdrücklich eine Verpflichtung der Krankenkassen zur fristgemäßen Begleichung der Krankenhausrechnungen geregelt. In Absatz 5 wird demgegenüber lediglich verfahrenstechnisch festgestellt, dass die Rechnung innerhalb von vier Wochen übersandt **wird**. Eine ausdrückliche Verpflichtung im Sinne einer Ausschlussfrist beinhaltet dies nicht.

Gemäß § 20 Abs. 6 AOP-Vertrag haben die Krankenkassen die Rechnung innerhalb von vier Wochen nach Rechnungseingang zu bezahlen. In Fällen einer verspäteten Rechnungsbegleichung durch die Krankenkasse kann das Krankenhaus entsprechend der gesetzlichen Regelungen Verzugszinsen geltend machen. Eine zusätzliche Regelung durch den AOP-Vertrag ist nicht erforderlich. In Anwendung des § 69 Abs. 1 Satz 3 SGB V i.V.m. § 288 BGB wird empfohlen, ab dem Fälligkeitstag ohne vorherige Mahnung Zinsen in Höhe von 9% über dem Basiszinssatz in Rechnung zu stellen (beachte: Gegenüber Selbstzahlern können grundsätzlich nur Zinsen in Höhe von 5% über dem Basiszinssatz geltend gemacht werden). Eine Mahnung ist gemäß § 286 Abs. 2 Nr. 1 BGB nicht erforderlich, da in § 20 Abs. 6 Satz 1 AOP-Vertrag für die

Rechnungsbegleichung der Krankenkasse ein bestimmter Zeitpunkt vorgesehen ist (innerhalb von vier Wochen nach Rechnungseingang).

§ 22: Geltung des Vertrages

Der AOP-Vertrag 2025 ist am 01.01.2025 in Kraft getreten. Er kann mit einer Frist von einem Jahr jeweils zum 30.06. oder zum 31.12. eines jeden Jahres durch einen Vertragspartner gegenüber den anderen Vertragspartnern gekündigt werden.

Abweichend hiervon kann der AOP-Vertrag bis zum 31.12.2025 mit einer Frist von sechs Wochen zum Quartalsende schriftlich gekündigt werden.

Die Vertragspartner verpflichten sich dazu, innerhalb von drei Monaten nach Kündigung Verhandlungen über einen neuen Vertrag aufzunehmen. Kommt nach Kündigung bis zum Ablauf der Vereinbarungszeit kein neuer Vertrag zustande, gelten die Bestimmungen des bisherigen Vertrages bis zur Vereinbarung oder zur Festsetzung eines neuen Vertrages weiter.

§ 23: Salvatorische Klausel

Mit § 23 AOP-Vertrag ist eine salvatorische Klausel angefügt, nach der die Wirksamkeit des Vertrages im Übrigen nicht berührt wird, sollten einzelne Klauseln oder Bestimmungen des Vertrages ganz oder teilweise unwirksam sein. Diese Regelung soll sicherstellen, dass im Falle der Unwirksamkeit einzelner Bestimmungen des Vertrages kein vertragsloser Zustand bezüglich der nicht betroffenen Regelungen eintritt.

§ 24: Übergangsregelung

Da zum 01.01.2025 nur wenige neue Leistungen in den AOP-Katalog aufgenommen wurden, enthält § 24 AOP-Vertrag nur noch die Übergangsregelung, dass für Leistungen nach Anlage 1 das Meldeformular für die Mitteilung nach § 1 Absatz 1 bis zum 31.01.2025 nachgereicht werden kann.

4 Umsetzungshinweise zur Abrechnung und Abrechnungsbeispiele (Abrechnung gem. EBM)

Ergänzend zu den Umsetzungshinweisen der DKG haben die Autoren als weitere Hilfestellung zur praktischen Umsetzung des AOP-Vertrages die in der Materialiensammlung enthaltenen Beispiele überarbeitet.

Mit dem GKV-Wettbewerbsstärkungsgesetz (GKV-WSG) wurden im Jahr 2007 die Weichen für eine umfängliche Vergütungsreform vertragsärztlicher Leistungen gestellt. Seit dem 01.01.2009 bilden danach die regionalen Euro-Gebührenordnungen, deren Preise sich aus der Multiplikation der jeweiligen EBM-Punktzahl mit einem festen Punktwert ergeben, die Grundlage für die Abrechnung der erbrachten Leistungen. Der feste Punktwert ist zwischen der jeweiligen Kassenärztlichen Vereinigung und den Landesverbänden der Krankenkassen sowie den Ersatzkassen zu vereinbaren. Als Grundlage hierfür hat der EBM-Bewertungsausschuss jährlich einen bundesweiten Orientierungswert vorzugeben. In seiner Sitzung am 16.09.2024 legte der Bewertungsausschuss den Orientierungswert für das Jahr 2025 auf 12,3934 Cent fest. Für die Ermittlung der leistungsbezogenen Honorarbeträge in den Beispielabrechnungen wurde dieser als Punktwert zu Grunde gelegt.

Die in der Sitzung vom 02.09.2009 für die Gesamtvertragspartner auf KV-Ebene verpflichtend getroffene Vorgabe des Erweiterten Bewertungsausschusses, leistungsbezogene Zuschläge auf den Orientierungswert für besonders förderungswürdige Leistungen zu vereinbaren, sofern andernfalls das Vergütungsniveau des Jahres 2008 für diese Leistungen nicht erreicht werden kann, war nach einer Entscheidung des Bundessozialgerichts vom 27.06.2012 (Az. B 6 KA 28/11) rechtswidrig. In dem nach diesem Urteil aufgehobenen Beschluss war u. a. festgelegt worden, dass zu den besonders förderungswürdigen Leistungen u. a. die Leistungen des ambulanten Operierens der Abschnitte 31.2 und 31.5 des EBM zählten sowie die Leistungen der Gebührenordnungspositionen 13421 bis 13431, 04514, 04515, 04518 und 04520, die zum Teil bei der Abrechnung von Leistungen des Abschnitts 2 des AOP-Katalogs relevant sind. Unabhängig von der Rechtswidrigkeit des Beschlusses des Erweiterten Bewertungsausschusses im Hinblick auf die verpflichtende Vorgabe an die Gesamtvertragspartner könnten auf Landesebene Zuschläge für diese Leistungen vereinbart werden.

Des Weiteren wurde auf die Thematisierung der sehr komplexen Abgrenzungsproblematik von fachgebietsbezogener Grundpauschale und Konsultationspauschale (Gebührennummer 01436) verzichtet. In den Beispielabrechnungen sind daher ausnahmslos die fachgebietsbezogenen Grundpauschalen aufgeführt.

In der Spalte „Behandlungstag" sind die einzelnen Behandlungstage angeführt. Die angegebenen Tage sind nicht als aufeinander folgende Kalendertage zu verstehen. Durch die Angabe der Tage soll lediglich herausgestellt werden, dass es sich um prä-, intra- oder postoperative Leistungen handelt. Für alle auf den Erstkontakt folgenden Arzt-Patienten-Kontakte war nach dem EBM 2000plus jeweils der Konsultationskomplex ansatzfähig. Im Zuge der Überarbeitung des EBM zum 01.01.2008, die insbesondere eine weitergehende Pauschalierung der Leistungen beinhaltete, sind die bis dahin in diesen Komplexen enthaltenen Leistungen in den fachgruppenspezifischen Grundpauschalen aufgegangen. Ein separater Rechnungsansatz postoperativer Arzt-Patienten-Kontakte in den Fällen, in denen die Voraussetzungen zur Berechnung der Gebührennummer 01436 nicht erfüllt sind, ist daher seit dem Jahr 2008 nicht mehr möglich.

Es wird ausdrücklich darauf hingewiesen, dass die folgenden Abrechnungen lediglich Beispiele darstellen. Es ist aus den aufgeführten Leistungspositionen weder abzuleiten, dass diese obligatorisch im Rahmen der entsprechenden ambulanten Operationen erbracht werden sollten, noch dass die genannten EBM-Ziffern bei den jeweiligen ambulanten Operationen grundsätzlich abzurechnen sind. Auch können die Beispiele nicht sämtliche in Frage kommenden Begleitleistungen und Sachmittel berücksichtigen. Bei der Abrechnung sind die jeweils tatsächlich erbrachten Leistungen und Materialien entsprechend den Regelungen des AOP-Vertrages und des EBM in Ansatz zu bringen.

Entsprechend dem AOP-Vertrag werden die im Rahmen einer ambulanten Operation erforderlichen Materialien gemäß § 11 vergütet (siehe Umsetzungshinweise). Die angegebenen Beträge für Implantate und sonstige Sachmittel, die nach Aufwand erstattet werden, sind ausschließlich als Beispiele zu verstehen und können nicht die tatsächlichen Kosten widerspiegeln.

Hinweis zu Kataraktoperationen mit „Sonderlinsen":

Der EBM-Bewertungsausschuss hat im Zusammenhang mit der Aktualisierung des OPS 2007 im Anhang 2 des EBM eine Genehmigungspflicht für Kataraktoperationen mit Implantation einer Hinterkammerlinse unter Verwendung einer Sonderform der Linse (z. B. multifokale, torische oder akkommodative Linsen) mit Wirkung zum 01.01.2007 eingeführt. Die betroffenen Leistungen sind auch im EBM 2025 im Anhang 2 mit dem Buchstaben „A" gekennzeichnet. Diese Eingriffe waren zunächst gegenüber der GKV nur berechnungsfähig, wenn eine Genehmigung der für den Patienten zuständigen Krankenkasse vorlag. Zum 01.01.2012 wurde mit Einfügung des § 33 Abs. 9 SGB V durch das GKV-VStG die Vergütung von Sonderlinsen im Bereich der GKV neu geregelt. Hiernach ist bei Implantation einer „Sonderlinse" eine Kostenerstattung durch die GKV dergestalt geregelt, dass einerseits die Kosten der ärztlichen Versorgung und andererseits die Kosten einer medizinisch notwendigen Intraokularlinse übernommen werden. Die Differenzkosten zwischen medizinisch notwendiger Intraokularlinse und implantierter „Sonderlinse" sind vom Versicherten zu begleichen, da es sich hierbei um eine Wahlleistung handelt. Sofern die Implantation einer „Sonderlinse" im Einzelfall medizinisch notwendig und angezeigt ist, sind die Kosten dieser Linse in voller Höhe zu vergüten.

Abrechnungsbeispiel 1: Linsenimplantation bei Katarakt

ICD-10-GM H25.1 Cataracta nuclearis senilis
OPS 2025 5-144.3aL Extrakapsuläre Extraktion der Linse [ECCE]: Linsenkernverflüssigung [Phakoemulsifikation] über sklero-kornealen Zugang: Mit Einführung einer kapselfixierten Hinterkammerlinse, monofokale Intraokularlinse: Links
Anästhesie Retrobulbäranästhesie durch Operateur

Behandlungstag	EBM Nr.	Leistungsbeschreibung	EBM Punkte	Punktwert (in Cent)	Betrag
präop. Tag	06212	Grundpauschale, je Behandlungsfall Fachgruppe Augenärzte, Versicherte ab Beginn des 60. Lj.	136	12,3934	16,86 €
	06333	Binokulare Untersuchung des gesamten Augenhintergrundes	53	12,3934	6,57 €
	33001	Ultraschall-Biometrie des Auges	49	12,3934	6,07 €
OP-Tag	31351	Intraocularer Eingriff der Kategorie X2	3.754	12,3934	465,25 €
	31801	Retrobulbäre Anästhesie **durch den Operateur**, der einen Eingriff der Kategorie X erbringt	170	12,3934	21,07 €
	31503	Postoperative Überwachung im Anschluss an die Erbringung einer Leistung entsprechend den Gebührenordnungspositionen ..., 31351	488	12,3934	60,48 €
1. postop. Tag		*Arzt-Patienten-Kontakt zur Nachbehandlung (mit der Grundpauschale bzw. dem OP-Komplex abgegolten)*			
2. postop. Tag	31719	Postoperative Behandlung nach der Erbringung einer Leistung entsprechend den Gebührenordnungspositionen ..., 31351 bei Erbringung **durch den Operateur**	301	12,3934	37,30 €

Honorarsumme	**613,60 €**
Sachmittelpauschale gem. § 11 Abs. 3 AOP-Vertrag i.H.v. 7% der Honorarsumme	42,95 €
Pauschalerstattungen nach Kapitel 40 EBM: 40110 – Briefversand (Versand der Kurzmitteilung nach § 8)	0,96 €
Einzelerstattung > 6,25 € gem. § 11 Abs. 5 AOP-Vertrag:	
- im Körper verbleibende Implantate in Summe (Linse: 161,77 € - 6,25 €)	155,52 €
- Viskoelastika (102,70 € - 6,25 €)	96,45 €
Rechnungssumme	**909,48 €**

Abrechnungsbeispiel 2: Offene Reposition bei Fraktur der Klavikula

ICD-10-GM	S42.01	Fraktur im Bereich der Schulter und des Oberarmes: Fraktur der Klavikula: Mediales Drittel
OPS 2025	S41.84!	Offene Wunde der Schulter und des Oberarmes: Offene Wunde sonstiger und nicht näher bezeichneter Teile des Schultergürtels: Weichteilschaden I. Grades bei geschlossener Fraktur oder Luxation des Oberarmes
OPS 2025	5-795.30	Offene Reposition einer einfachen Fraktur an kleinen Knochen: Durch Platte: Klavikula
Anästhesie	Vollnarkose durch Anästhesist	

Behandlungstag	EBM Nr.	Leistungsbeschreibung	EBM Punkte	Punktwert (in Cent)	Betrag
präop. Tag	07211	Grundpauschale, je Behandlungsfall Fachgruppe Chirurgen, Versicherte ab Beginn des 6. bis zum vollendeten 59. Lj.	231	12,3934	28,63 €
	34241	Röntgenübersichtsaufnahmen der Brustorgane in mindestens 2 Ebenen	146	12,3934	18,09 €
	32125	Bestimmung von mindestens sechs der folgenden Parameter: Erythrozyten, Leukozyten, Thrombozyten, Hämoglobin, Hämatokrit, Kalium, Glukose im Blut, Kreatinin, Gamma-GT vor Eingriffen in Narkose oder in rückenmarksnaher Regionalanästhesie (spinal, peridural)	---	---	1,41 €
	32083	Natrium	---	---	0,25 €
	32112	Partielle Thromboplastinzeit (PTT)	---	---	0,58 €
	32113	Thromboplastinzeit (TPZ) aus Plasma	---	---	0,58 €
	05211	Grundpauschale, je Behandlungsfall Fachgruppe Anästhesisten, Versicherte ab Beginn des 6. bis zum vollendeten 59. Lj.	90	12,3934	11,15 €
	05310	Präanästhesiologische Untersuchung vor einer ambulanten Operation des Abschnitts 31.2	132	12,3934	16,36 €

Teil I Ambulant durchführbare Operationen nach § 115b SGB V

Be-handlungs-tag	EBM Nr.	Leistungsbeschreibung	EBM Punkte	Punktwert (in Cent)	Betrag
OP-Tag	31134	Eingriff an Knochen und Gelenken der Kategorie D4	3.501	12,3934	433,89 €
	31504	Postoperative Überwachung im Anschluss an die Erbringung einer Leistung entsprechend den Gebührenordnungspositionen ..., 31134, ...	694	12,3934	86,01 €
	85504	Kodierte Zusatzziffer für OPS-Kode 5-795.30 gemäß § 10 Abs. 5 des Vertrages nach § 115b Abs. 1 SGB V (Anlage 3)	---	---	86,78 €
	31824	Anästhesie und/oder Narkose, im Rahmen der Durchführung von Leistungen entsprechend einer der Gebührenordnungspositionen ..., 31134,..., **durch den Anästhesisten**	2.045	12,3934	253,45 €
1. postop. Tag		*Arzt-Patienten-Kontakt zur Nachbehandlung (mit der Grundpauschale bzw. dem OP-Komplex abgegolten)*			
2. postop. Tag	31619	Postoperative Behandlung nach der Erbringung einer Leistung entsprechend den Gebührenordnungspositionen ..., 31134, ... bei Erbringung **durch den Operateur**	293	12,3934	36,31 €
3. postop. Tag		*Arzt-Patienten-Kontakt zur Nachbehandlung (mit der Grundpauschale bzw. dem post-OP-Komplex abgegolten)*			
4. postop. Tag		*Arzt-Patienten-Kontakt zur Nachbehandlung (mit der Grundpauschale bzw. dem post-OP-Komplex abgegolten)*			

Honorarsumme	973,49 €
Sachmittelpauschale gem. § 11 Abs. 3 AOP-Vertrag i.H.v. 7% der Honorarsumme	68,14 €
Pauschalerstattungen nach Kapitel 40 EBM: 40110 – Briefversand (Versand der Kurzmitteilung nach § 8)	0,96 €
Einzelerstattung > 6,25 € gem. § 11 Abs. 5 AOP-Vertrag:	
- im Körper verbleibende Implantate in Summe ((Platte: 187,95 € + Schrauben: 98,08 €) – 6,25 €)	279,78 €
- Nahtmaterial (16,50 € – 6,25 €)	10,25 €
Rechnungssumme	**1.332,62 €**

Abrechnungsbeispiel 3: Perkutane Leberbiopsie bei Tumorverdacht

ICD-10-GM D37.6 Neubildung unsicheren oder unbekannten Verhaltens der Mundhöhle und der Verdauungsorgane: Leber, Gallenblase und Gallengänge

OPS 2025 1-442.0 Biopsie ohne Inzision an den Verdauungsorganen: Perkutane Biopsie an hepatobiliärem System und Pankreas mit Steuerung durch bildgebende Verfahren: Leber

Behandlungstag	EBM Nr.	Leistungsbeschreibung	EBM Punkte	Punktwert (in Cent)	Betrag
präop. Tag	13391	Grundpauschale, je Behandlungsfall Fachgruppe Innere Medizin/Gastroenterologie, Versicherte ab Beginn des 6. bis zum vollendeten 59. Lj.	169	12,3934	20,94 €
	32112	PTT	---	---	0,58 €
	32113	Thromboplastinzeit (TPZ) aus Plasma	---	---	0,58 €
OP-Tag	34505	CT-gesteuerte Intervention(en)	968	12,3934	119,97 €

Honorarsumme	**142,07 €**
Sachmittelpauschale gem. § 11 Abs. 3 AOP-Vertrag i.H.v. 7% der Honorarsumme	9,94 €
Pauschalerstattungen nach Kapitel 40 EBM: 40110 – Briefversand (Versand der Kurzmitteilung nach § 8)	0,96 €
Rechnungssumme	**152,97 €**

Abrechnungsbeispiel 4: Perkutane Leberbiopsie bei Tumorverdacht

ICD-10-GM D37.6 Neubildung unsicheren oder unbekannten Verhaltens der Mundhöhle und der Verdauungsorgane: Leber, Gallenblase und Gallengänge

OPS 2025 1-442.0 Biopsie ohne Inzision an den Verdauungsorganen: Perkutane Biopsie an hepatobiliärem System und Pankreas mit Steuerung durch bildgebende Verfahren: Leber

Behandlungstag	EBM Nr.	Leistungsbeschreibung	EBM Punkte	Punktwert (in Cent)	Betrag
präop. Tag	13391	Grundpauschale, je Behandlungsfall Fachgruppe Innere Medizin/Gastroenterologie, Versicherte ab Beginn des 6. bis zum vollendeten 59. Lj.	169	12,3934	20,94 €
	32112	PTT	---	---	0,58 €
	32113	Thromboplastinzeit (TPZ) aus Plasma	---	---	0,58 €
OP-Tag	02341	Punktion II	137	12,3934	16,98 €
	33042	Sonographische Untersuchung des Abdomens oder dessen Organe	143	12,3934	17,72 €
	33092	Zuschlag zu den Gebührenordnungspositionen 33042, ... für optische Führungshilfe	118	12,3934	14,62 €

Honorarsumme	**71,42 €**
Sachmittelpauschale gem. § 11 Abs. 3 AOP-Vertrag i.H.v. 7% der Honorarsumme	5,00 €
Pauschalerstattungen nach Kapitel 40 EBM: 40110 – Briefversand (Versand der Kurzmitteilung nach § 8)	0,96 €
Rechnungssumme	**77,38 €**

Abrechnungsbeispiel 5: Endosonographie an den Gallenwegen bei bösartiger Neubildung

ICD-10-GM C24.0 Bösartige Neubildung sonstiger und nicht näher bezeichneter Teile der Gallenwege: Extrahepatischer Gallengang

OPS 2025 3-055.0 Endosonographie: Endosonograhpie der Gallenwege und der Leber: Gallenwege

Behandlungstag	EBM Nr.	Leistungsbeschreibung	EBM Punkte	Punktwert (in Cent)	Betrag
OP-Tag	13391	Grundpauschale, je Behandlungsfall Fachgruppe Innere Medizin/Gastroenterologie, Versicherte ab Beginn des 6. bis zum vollendeten 59. Lj.	169	12,3934	20,94 €
	13400*	Zusatzpauschale Ösophago-Gastroduodenoskopie	878	12,3934	108,81 €
	33042*	Sonographische Untersuchung des Abdomens oder dessen Organe	143	12,3934	17,72 €
	33090*	Zuschlag zu den Gebührenordnungspositionen ..., 33042, ... bei transkavitärer Untersuchung	57	12,3934	7,06 €
	01510*	Zusatzpauschalen für Beobachtung und Betreuung (Dauer mehr als 2 Stunden)	443	12,3934	54,90 €

Honorarsumme	**209,43 €**
Sachmittelpauschale gem. § 11 Abs. 3 AOP-Vertrag i.H.v. 7% der Honorarsumme	14,66 €
Pauschalerstattungen nach Kapitel 40 EBM: 40110 – Briefversand (Versand der Kurzmitteilung nach § 8)	0,96 €
Rechnungssumme	**225,05 €**

Abrechnungsbeispiel 6: Kauterisation an der Vulva bei Carcinoma in situ

ICD-10-GM D07.1   Carcinoma in situ sonstiger und nicht näher bezeichneter Genitalorgane: Vulva

OPS 2025 5-712.10   Operationen an der Vulva: Andere Exzision und Destruktion von erkranktem Gewebe der Vulva: Destruktion: Kauterisation

Anästhesie Vollnarkose durch Anästhesisten

Behandlungstag	EBM Nr.	Leistungsbeschreibung	EBM Punkte	Punktwert (in Cent)	Betrag
OP-Tag	08211	Grundpauschale, je Behandlungsfall Fachgruppe Gynäkologie, Versicherte ab Beginn des 6. bis zum vollendeten 59. Lj.	147	12,3934	18,22 €
	05211	Grundpauschale, je Behandlungsfall Fachgruppe Anästhesie, Versicherte ab Beginn des 6. bis zum vollendeten 59. Lj.	90	12,3934	11,15 €
	05310	Präanästhesiologische Untersuchung	132	12,3934	16,36 €
	02301	Kleinchirurgischer Eingriff II und/oder primäre Wundversorgung mittels Naht	133	12,3934	16,48 €
	05330	Anästhesie und/oder Narkose, bis zu einer Schnitt-Naht-Zeit bzw. Eingriffszeit von 15 Minuten …	997	12,3934	123,56 €

Honorarsumme	**185,77 €**
Sachmittelpauschale gem. § 11 Abs. 3 AOP-Vertrag i.H.v. 7% der Honorarsumme	13,00 €
Pauschalerstattungen nach Kapitel 40 EBM: 40110 – Briefversand (Versand der Kurzmitteilung nach § 8)	0,96 €
Rechnungssumme	**199,73 €**

Abrechnungsbeispiel 7: Bursektomie bei Bursitis Olecrani

ICD-10-GM M70.2 Krankheiten des Weichteilgewebes im Zusammenhang mit Beanspruchung, Überbeanspruchung und Druck: Bursitis olecrani

OPS 2025 5-859.12R Andere Operationen an Muskeln, Sehnen, Faszien und Schleimbeuteln:
Totale Resektion eines Schleimbeutels: Oberarm und Ellenbogen: Rechts

Anästhesie Lokalanästhesie durch Operateur

Behandlungstag	EBM Nr.	Leistungsbeschreibung	EBM Punkte	Punktwert (in Cent)	Betrag
OP-Tag	07211	Grundpauschale, je Behandlungsfall Fachgruppe Chirurgen, Versicherte ab Beginn des 6. bis zum vollendeten 59. Lj.	231	12,3934	28,63 €
	31121	Eingriff an den Extremitäten der Kategorie C1	910	12,3934	112,78 €
	31502	Postoperative Überwachung im Anschluss an die Erbringung einer Leistung entsprechend den Gebührenordnungspositionen ..., 31121, ...	243	12,3934	30,12 €
postop. Tag		Arzt-Patienten-Kontakt zur Nachbehandlung (mit der Grundpauschale bzw. dem OP-Komplex abgegolten)			

Honorarsumme		**171,53 €**
Sachmittelpauschale gem. § 11 Abs. 3 AOP-Vertrag i.H.v. 7% der Honorarsumme		12,01 €
Rechnungssumme		**183,54 €**

Abrechnungsbeispiel 8: Amniozentese bei V.a. Chromosomenanomalie

ICD-10-GM Z36.0   Pränatales Screening: Pränatales Screening auf Chromosomenanomalien

OPS 2025 1-852   Diagnostische Amniozentese [Amnionpunktion]

Anästhesie Lokalanästhesie durch Operateur

Behandlungstag	EBM Nr.	Leistungsbeschreibung	EBM Punkte	Punktwert (in Cent)	Betrag
OP-Tag	08211	Grundpauschale, je Behandlungsfall Fachgruppe Frauenärzte, Versicherte ab Beginn des 6. bis zum vollendeten 59. Lj.	147	12,3934	18,22 €
	01781	Fruchtwasserentnahme durch Amniozentese unter Ultraschallsicht	523	12,3934	64,82 €
	01785	Tokographische Untersuchung vor der 28. Schwangerschaftswoche bei Verdacht auf vorzeitige Wehentätigkeit oder bei medikamentöser Wehenhemmung gemäß § 3 Abs. 3 Nr. 2 der Mutterschafts-Richtlinie	109	12,3934	13,51 €
	01783	Quantitative Bestimmung von Alpha-1-Feto-Protein (AFP) im Fruchtwasser oder im Serum im Rahmen der Mutterschaftsvorsorge	56	12,3934	6,94 €

Honorarsumme	**103,49 €**
Sachmittelpauschale gem. § 11 Abs. 3 AOP-Vertrag i.H.v. 7% der Honorarsumme	7,24 €
Pauschalerstattungen nach Kapitel 40 EBM:	
40090: Zuschlag zu den Gebührenordnungspositionen ... 01783, ... für die Kosten der Beschaffung und ggf. Bereitstellung von Entnahmematerial (Probenentnahmegefäße und/oder - systeme einschließlich Systemkanülen, Sammelgefäße, Objektträger)	0,95 €
Rechnungssumme	**111,68 €**

Teil I Ambulant durchführbare Operationen nach § 115b SGB V

Abrechnungsbeispiel 9: Arthroskopische, partielle Meniskusresektion bei Meniskusschädigung

ICD-10-GM M23.22 Binnenschädigung des Kniegelenkes [internal derangement]: Meniskusschädigung durch alten Riss oder alte Verletzung: Hinterhorn des Innenmeniskus

OPS 2025 5-812.5L Arthroskopische Operation am Gelenkknorpel und an den Menisken: Meniskusresektion, partiell: Links

Anästhesie Spinalanästhesie durch Anästhesist

Behandlungstag	EBM Nr.	Leistungsbeschreibung	EBM Punkte	Punktwert (in Cent)	Betrag
präop. Tag	18211	Grundpauschale, je Behandlungsfall Fachgruppe Orthopäden, Versicherte ab Beginn des 6. bis zum vollendeten 59. Lj.	192	12,3934	23,80 €
	34233	Röntgenaufnahmen der Extremitäten oder deren Teile mit Ausnahme der in der Gebührenordnungsposition 34232 genannten Extremitätenteile, mindestens 2 Ebenen	99	12,3934	12,27 €
	34241	Röntgenübersichtsaufnahmen der Brustorgane in mindestens 2 Ebenen	146	12,3934	18,09 €
	32125	Bestimmung von mindestens sechs der folgenden Parameter: Erythrozyten, Leukozyten, Thrombozyten, Hämoglobin, Hämatokrit, Kalium, Glukose im Blut, Kreatinin, Gamma-GT vor Eingriffen in Narkose oder in rückenmarksnaher Regionalanästhesie (spinal, peridural)	---	---	1,41 €
	05211	Grundpauschale, je Behandlungsfall Fachgruppe Anästhesisten, Versicherte ab Beginn des 6. bis zum vollendeten 59. Lj.	90	12,3934	11,15 €
	05310	Präanästhesiologische Untersuchung bei einer Operation des Abschnitts 31.2	132	12,3934	16,36 €

4 Umsetzungshinweise zur Abrechnung und Abrechnungsbeispiele

Be-hand-lungs-tag	EBM Nr.	Leistungsbeschreibung	EBM Punkte	Punktwert (in Cent)	Betrag
OP-Tag	31142	Endoskopischer Gelenkeingriff (Arthroskopie) der Kategorie E2	2.193	12,3934	271,79 €
	31503	Postoperative Überwachung im Anschluss an die Erbringung einer Leistung entsprechend den Gebührenordnungspositionen ..., 31142, ...	488	12,3934	60,48 €
	31822	Anästhesie und/oder Narkose, im Rahmen der Durchführung von Leistungen entsprechend einer der Gebührenordnungspositionen ..., 31142,..., **durch den Anästhesisten**	1.346	12,3934	166,82 €
	31453	Zuschlag III zu einem Eingriff des Abschnitts 31.2 bei Durchführung einer der nachfolgend genannten OPS-Kodes: ..., 5-812.5, ...	360	12,3934	44,62 €
postop. Tag		*Arzt-Patienten-Kontakt zur Nachbehandlung (mit der Grundpauschale bzw. dem OP-Komplex abgegolten)*			

Honorarsumme	**626,79 €**
Sachmittelpauschale gem. § 11 Abs. 3 AOP-Vertrag i.H.v. 7% der Honorarsumme <u>ohne</u> EBM Nr. 31142	24,85 €
Pauschalerstattungen nach Kapitel 40 EBM:	
40750: Sachkostenpauschale für die Erbringung der Leistung nach Nr. 31142	122,00 €
40110: Briefversand (Versand der Kurzmitteilung nach § 8)	0,96 €
Rechnungssumme	**774,60 €**

Teil I Ambulant durchführbare Operationen nach § 115b SGB V

Abrechnungsbeispiel 10: Implantation eines Zweikammer-Herzschrittmachers bei Sick-Sinus-Syndrom

ICD-10-GM I49.5 Sonstige kardiale Arrhythmien: Sick-Sinus-Syndrom
OPS 2025 5-377.30 Implantation eines Herzschrittmachers, Defibrillators und Ereignis-Rekorders: Schrittmacher, Zweikammersystem, mit einer Schrittmachersonde
Anästhesie Lokalanästhesie durch Operateur, Überwachung durch Anästhesist

Behandlungstag	EBM Nr.	Leistungsbeschreibung	EBM Punkte	Punktwert (in Cent)	Betrag
präop. Tag	07211	Grundpauschale, je Behandlungsfall Fachgruppe Chirurgen, Versicherte ab Beginn des 6. bis zum vollendeten 59. Lj.	231	12,3934	28,63 €
	34241	Röntgenübersichtsaufnahmen der Brustorgane in mindestens 2 Ebenen	146	12,3934	18,09 €
	32081	Kalium	---	---	0,25 €
	32112	Partielle Thromboplastinzeit (PTT)	---	---	0,58 €
OP-Tag	31212	Eingriff der Kategorie L2	1.845	12,3934	228,66 €
	31503	Postoperative Überwachung im Anschluss an die Erbringung einer Leistung entsprechend den Gebührenordnungspositionen ..., 31212, ...	488	12,3934	60,48 €
	05211	Grundpauschale, je Behandlungsfall Fachgruppe Anästhesisten, Versicherte ab Beginn des 6. bis zum vollendeten 59. Lj.	90	12,3934	11,15 €
	05340	Überwachung der Vitalfunktionen (Stand-by mit persönlicher Anwesenheit des Arztes und kontinuierlichem EKG-Monitoring)	197	12,3934	24,41 €

4 Umsetzungshinweise zur Abrechnung und Abrechnungsbeispiele

Honorarsumme	372,25 €
Sachmittelpauschale gem. § 11 Abs. 3 AOP-Vertrag i.H.v. 7% der Honorarsumme	26,06 €
Pauschalerstattungen nach Kapitel 40 EBM: 40110 – Briefversand (Versand der Kurzmitteilung nach § 8)	0,96 €
Einzelerstattung > 6,25 € gem. § 11 Abs. 5 AOP-Vertrag:	
Zweikammer-Herzschrittmacher einschl. Sonde (2.899,50 € – 6,25 €)	2.893,25 €
Rechnungssumme	**3.292,52 €**

Abrechnungsbeispiel 11: Plastische Korrektur des Nasenseptums bei Septumdeviation
(Isolierte Abrechnung der Anästhesie als Krankenhausleistung)

ICD-10-GM J34.2 Sonstige Krankheiten der Nase und der Nasennebenhöhlen: Nasenseptumdeviation

OPS 2025 5-214.6 Submuköse Resektion und plastische Rekonstruktion des Nasenseptums: Plastische Korrektur mit Resektion

Anästhesie Vollnarkose durch Anästhesist

Behandlungstag	EBM Nr.	Leistungsbeschreibung	EBM Punkte	Punktwert (in Cent)	Betrag
OP-Tag	31233	Eingriffe der HNO-Chirurgie der Kategorie N3	Ohne Angabe des Rechnungsbetrages		
	05211	Grundpauschale, je Behandlungsfall Fachgruppe Anästhesisten, Versicherte ab Beginn des 6. bis zum vollendeten 59. Lj.	90	12,3934	11,15 €
	05310	Präanästhesiologische Untersuchung bei einer ambulanten Operation des Abschnitts 31.2	132	12,3934	16,36 €
	31823	Anästhesie und/oder Narkose, im Rahmen der Durchführung von Leistungen entsprechend einer der Gebührenordnungspositionen ..., 31233,..., **durch den Anästhesisten**	1.695	12,3934	210,07 €
	31504	Postoperative Überwachung im Anschluss an die Erbringung einer Leistung entsprechend den Gebührenordnungspositionen ..., 31233, ...	694	12,3934	86,01 €

Honorarsumme	**323,59 €**
Sachmittelpauschale gem. § 11 Abs. 3 AOP-Vertrag i.H.v. 7% der Honorarsumme	22,65 €
Einzelerstattung > 6,25 € gem. § 11 Abs. 5 AOP-Vertrag:	
Narkosegase, Sauerstoff (26,20 € – 6,25 €)	19,95 €
Rechnungssumme	**366,19 €**

Teil II
Spezielle sektorengleiche Vergütung nach § 115f SGB V

1 Gesetzliche Grundlage (§ 115f SGB V)

§ 115f
Spezielle sektorengleiche Vergütung[3]

(1) ¹Die Vertragsparteien nach § 115b Absatz 1 Satz 1 vereinbaren

1. eine spezielle sektorengleiche Vergütung, die unabhängig davon erfolgt, ob die vergütete Leistung ambulant oder stationär mit Übernachtung erbracht wird, und
2. für welche der in dem nach § 115b Absatz 1 Satz 1 Nummer 1 vereinbarten Katalog genannten Leistungen die Vergütung ausschließlich nach Nummer 1 erfolgt.

²Die nach Satz 1 Nummer 1 vereinbarte Vergütung ist für jede nach Satz 1 Nummer 2 vereinbarte Leistung individuell als Fallpauschale zu kalkulieren. ³Unterschiede nach dem Schweregrad der Fälle sind dabei durch die Bildung von Stufen zu berücksichtigen. ⁴Bei der erstmaligen Kalkulation sind die für die jeweilige Leistung im stationären und ambulanten Bereich für das zum Zeitpunkt der Kalkulation letzte Abrechnungsjahr gezahlten Vergütungsvolumina sowie die Anzahl der erbrachten Fälle zu berücksichtigen. ⁵Berücksichtigt werden können auch die jeweiligen Anteile der ambulanten und stationären Fälle an der Gesamtzahl der Fälle und die Kosten der ausschließlich stationären Behandlung. ⁶Die Krankenkassen übermitteln über den Spitzenverband Bund der Krankenkassen dem in § 87 Absatz 3b Satz 1 genannten Institut auf dessen Anforderung innerhalb von zwei Wochen die zum Zeitpunkt der Anforderung für das letzte Abrechnungsjahr, für das die Fallzahlen und Vergütungen vollständig vorliegen, verfügbaren Fallzahlen und Vergütungen unter Angabe der Sachkosten der nach § 115b Absatz 2 Satz 4 von ihnen vergüteten Leistungen sowie die Höhe der nach dem jeweiligen nach § 83 geschlossenen Gesamtvertrag vergüteten Sachkosten bezogen auf die nach Absatz 1 Satz 1 Nummer 2 ausgewählten Leistungen, aufgeschlüsselt nach den Kodes des Operationen- und Prozedurenschlüssels. ⁷Die Vertragsparteien nach § 115b Absatz 1 Satz 1 beauftragen das in § 87 Absatz 3b Satz 1 genannte Institut und das Institut für das Entgeltsystem im Krankenhaus gemeinsam bis zum 15. Mai eines jeden Kalenderjahres, erstmals bis zum 15. Mai 2025, einen Vorschlag für die Kalkulation der Vergütung differenziert nach dem Schweregrad der Fälle zu erarbeiten. ⁸In den Vorschlägen ist eine schrittweise Anpassung der Vergütungen vorzusehen, mit dem Ziel, dass bis zum Jahr 2030 die Höhe der Vergütungen der nach § 115b vereinbarten Leistungen erreicht wird. ⁹Auf der Grundlage des Vorschlags schließen die Vertragsparteien nach § 115b Absatz 1 Satz 1 die Vereinbarung nach Satz 1 Nummer 1 bis zum 30. Juni eines jeden Kalenderjahres mit Wirkung ab dem 1. Januar des folgenden Kalenderjahres.

(1a) ¹Spätestens in der bis zum 30. Juni 2030 zu schließenden Vereinbarung sind die nach Absatz 1 Satz 2 zu kalkulierenden Fallpauschalen auf Grundlage fallbezogener empirischer Kostendaten des ambulanten und stationären Bereichs festzulegen. ²Danach sind sie jährlich auf der Grundlage der jeweiligen in Satz 1 genannten

---

[3] Zuletzt geändert durch Artikel 1 des Krankenhausversorgungsverbesserungsgesetzes (KHVVG) vom 05.12.2024 (BGBl. 2024 I Nr. 400)

Kostendaten zu überprüfen und, sofern erforderlich, anzupassen. ³Die Vertragsparteien nach Absatz 1 Satz 1 beauftragen das Institut für das Entgeltsystem im Krankenhaus und das in § 87 Absatz 3b Satz 1 genannte Institut gemeinsam bis zum 30. April 2025, einen Vorschlag für ein Konzept zur Festlegung der Fallpauschalen nach Satz 1 zu erarbeiten. ⁴Auf der Grundlage dieses Vorschlags vereinbaren die Vertragsparteien bis zum 31. Dezember 2025 das Konzept zur Festlegung der Fallpauschalen nach Satz 1 und legen dieses Konzept dem Bundesministerium für Gesundheit vor.

(2) ¹Die Vertragsparteien nach Absatz 1 Satz 1 haben die Auswahl der Leistungen nach Absatz 1 Satz 1 Nummer 2 jährlich zu überprüfen und, sofern zur Einhaltung der Vorgaben nach Satz 2 erforderlich, bis zum 31. März des jeweiligen Kalenderjahres, in dem die Überprüfung stattfindet, auf Grundlage des nach Satz 3 beauftragten Vorschlags mit Wirkung ab dem 1. Januar des folgenden Kalenderjahres anzupassen. ²Die Auswahl hat so zu erfolgen, dass bezogen auf die gemäß § 21 Absatz 2 des Krankenhausentgeltgesetzes für das Jahr 2023 übermittelten Daten zu vollstationären Krankenhausfällen ohne Berücksichtigung der Krankenhausfälle, in denen neue Untersuchungs- und Behandlungsmethoden angewendet werden, ab dem Jahr 2026 jährlich mindestens eine Million, ab dem Jahr 2028 jährlich mindestens 1,5 Millionen und ab dem Jahr 2030 jährlich mindestens zwei Millionen Fälle erfasst werden. ³Die Vertragsparteien nach Absatz 1 Satz 1 beauftragen das Institut für das Entgeltsystem im Krankenhaus und das in § 87 Absatz 3b Satz 1 genannte Institut gemeinsam bis zum 15. Februar eines jeden Kalenderjahres, die Auswahl der Leistungen nach Absatz 1 Satz 1 Nummer 2 zu überprüfen und einen Vorschlag zur Anpassung der Leistungsauswahl vorzulegen. ⁴Bei der Überprüfung und Anpassung nach Satz 1 können auch Leistungen ausgewählt werden, die nicht in dem nach § 115b Absatz 1 Satz 1 Nummer 1 vereinbarten Katalog genannt sind. ⁵Leistungen für Kinder, die das 18. Lebensjahr noch nicht vollendet haben, und Leistungen für Menschen mit Behinderungen sollen nicht ausgewählt werden.

(3) ¹Zur Erbringung der nach Absatz 1 Satz 1 Nummer 2 vereinbarten oder durch Entscheidung nach Absatz 4 Satz 2 oder Satz 5 bestimmten Leistungen und zur Abrechnung der nach Absatz 1 Satz 2 kalkulierten Fallpauschale berechtigt sind die nach § 95 Absatz 1 Satz 1 sowie § 108 an der Versorgung teilnehmenden Leistungserbringer, die die in § 115b Absatz 1 Satz 5 genannten Qualitätsvoraussetzungen erfüllen. ²Die Leistungen werden unmittelbar von den Krankenkassen vergütet. ³Die in Satz 1 genannten Leistungserbringer können die jeweilige Kassenärztliche Vereinigung oder Dritte gegen Aufwandsersatz mit der Abrechnung von nach Absatz 1 Satz 1 Nummer 2 vereinbarten oder durch Entscheidung nach Absatz 4 Satz 2 oder Satz 5 bestimmten Leistungen beauftragen. ⁴Die Prüfung der Abrechnung und der Wirtschaftlichkeit sowie der Qualität der Leistungserbringung erfolgt durch die Krankenkassen, die hiermit eine Arbeitsgemeinschaft oder den Medizinischen Dienst beauftragen können. ⁵§ 295 Absatz 1b Satz 1, § 295a und § 301 Absatz 1 und 2 gelten für die jeweiligen in Satz 1 genannten Leistungserbringer entsprechend. ⁶Das Nähere über Form und Inhalt des Abrechnungsverfahrens sowie über die erforderlichen Vordrucke ist von den Vertragsparteien nach Absatz 1 Satz 1 zu vereinbaren. ⁷Die morbiditätsbedingte Gesamtvergütung ist nach Maßgabe der nach § 87a Absatz 5 Satz 7 beschlossenen

Vorgaben des Bewertungsausschusses in den Vereinbarungen nach § 87a Absatz 3 um die Leistungen zu bereinigen, die Bestandteil der Fallpauschale nach Absatz 1 Satz 2 sind.

(4) [1]Kommt eine Beauftragung nach Absatz 1 Satz 7, Absatz 1a Satz 3, Absatz 2 Satz 3 oder Absatz 5 Satz 1 nicht fristgerecht zustande, erfolgt die jeweilige Beauftragung durch das Bundesministerium für Gesundheit. [2]Kommt eine Vereinbarung nach Absatz 1 Satz 9 oder Absatz 1a Satz 4 oder eine Anpassung nach Absatz 2 Satz 1 ganz oder teilweise nicht oder nicht fristgerecht zustande, setzt der Bewertungsausschuss in der Zusammensetzung nach § 87 Absatz 5a Satz 2 den Inhalt der jeweiligen Vereinbarung mit einer Mehrheit von zwei Dritteln seiner stimmberechtigten Mitglieder innerhalb von vier Wochen fest; § 87 Absatz 5a Satz 6 und 7 gilt entsprechend. [3]Zur Vorbereitung der Festsetzungen nach Satz 2 sind das in § 87 Absatz 3b Satz 1 genannte Institut und das Institut für das Entgeltsystem im Krankenhaus verpflichtet, dem Bewertungsausschuss in der Zusammensetzung nach § 87 Absatz 5a Satz 2 unmittelbar und unverzüglich nach dessen Weisungen zuzuarbeiten; die in § 115b Absatz 1 Satz 1 genannten Vertragsparteien haben die Kosten der Zuarbeit zu gleichen Teilen zu tragen. [4]Der Verband der Privaten Krankenversicherung e. V. kann an Verhandlungen der Vertragsparteien nach Absatz 1 Satz 1 und Sitzungen des Bewertungsausschusses in der Zusammensetzung nach § 87 Absatz 5a Satz 2 beratend teilnehmen. [5]Setzt der Bewertungsausschuss in der Zusammensetzung nach § 87 Absatz 5a Satz 2 den Inhalt der jeweiligen Vereinbarung ganz oder teilweise nicht oder nicht fristgerecht fest, ist das Bundesministerium für Gesundheit ermächtigt, diesen festzulegen. [6]Zur Vorbereitung einer Festlegung nach Satz 5 sind die einzelnen in § 115b Absatz 1 Satz 1 genannten Vertragsparteien, der Bewertungsausschuss für die in § 87 Absatz 1 Satz 1 genannten ärztlichen Leistungen, der Bewertungsausschuss in der Zusammensetzung nach § 87 Absatz 5a Satz 1, das in § 87 Absatz 3b Satz 1 genannte Institut und das Institut für das Entgeltsystem im Krankenhaus verpflichtet, dem Bundesministerium für Gesundheit unmittelbar und unverzüglich nach dessen Weisungen zuzuarbeiten; die in § 115b Absatz 1 Satz 1 genannten Vertragsparteien haben die Kosten der Zuarbeit der Institute zu gleichen Teilen zu tragen.

(5) [1]Die in Absatz 1 Satz 1 genannten Vertragsparteien beauftragen bis zum 30. April 2025 das in § 87 Absatz 3b Satz 1 genannte Institut und das Institut für das Entgeltsystem im Krankenhaus mit der regelmäßigen Evaluation der Auswirkungen der speziellen sektorengleichen Vergütung auf die Versorgung der Versicherten, auf die Vergütungen der Leistungserbringer sowie auf die Ausgaben der Krankenkassen auf der Grundlage nicht personenbezogener Leistungsdaten. [2]Ein entsprechender Evaluationsbericht der Institute ist dem Bundesministerium für Gesundheit im Abstand von jeweils 18 Monaten, erstmals zum 30. Juni 2026, vorzulegen.

Teil II Spezielle sektorengleiche Vergütung nach § 115f SGB V

2 Hybrid-DRG-Vergütungsvereinbarung

Vereinbarung zu der speziellen sektorengleichen Vergütung (Hybrid-DRG) gemäß § 115f SGB V für das Jahr 2025 (Hybrid-DRG-Vergütungsvereinbarung)

vom 18. Dezember 2024

zwischen

dem GKV-Spitzenverband, Berlin,

der Kassenärztlichen Bundesvereinigung, Berlin und

der Deutschen Krankenhausgesellschaft e. V., Berlin

Präambel

Durch das Gesetz zur Pflegepersonalbemessung im Krankenhaus sowie zur Anpassung weiterer Regelungen im Krankenhauswesen und in der Digitalisierung (Krankenhauspflegeentlastungsgesetz – KHPflEG) vom 20.12.2022 (BGBl. I, Seite 2793) wurde mit § 115f SGB V eine spezielle sektorengleiche Vergütung für Vertragsärztinnen und Vertragsärzte und Krankenhäuser eingeführt, um bestehende Ambulantisierungspotenziale bei bislang stationär erbrachten Leistungen zu heben, die stationsersetzend erbracht werden können.

Der GKV-Spitzenverband, die Kassenärztliche Bundesvereinigung und die Deutsche Krankenhausgesellschaft (nachfolgend: die Vertragspartner) vereinbaren in Anlage 1 dieser Vereinbarung (Leistungskatalog) die Leistungen, für die eine spezielle sektorengleiche Vergütung ab dem Jahr 2025 gilt. Weiterhin vereinbaren die Vertragspartner die leistungsbezogene spezielle sektorengleiche Vergütung für diese Leistungen in Form von Fallpauschalen (Anlage 2 dieser Vereinbarung).

Den Prozess zur regelmäßigen Überprüfung und Weiterentwicklung des Leistungskatalogs und der entsprechenden Fallpauschalen regeln die Vertragsparteien in der Hybrid-DRG-Weiterentwicklungsvereinbarung. In dieser Vereinbarung sind Regelungen zur angemessenen Abbildung der Streuung der Sach- und Laborkosten in den Fallpauschalen vorzusehen.

Die spezielle sektorengleiche Vergütung erfolgt für die vereinbarten Leistungen unabhängig davon, ob die vergütete Leistung ambulant oder stationär erbracht wird.

Des Weiteren vereinbaren die Vertragspartner ergänzende Regelungen zur Umsetzung der speziellen sektorengleichen Vergütung nach § 115f SGB V. Dies erfolgt für die Krankenhäuser bilateral zwischen dem GKV-Spitzenverband / Verband der Privaten Krankenversicherung und der Deutschen Krankenhausgesellschaft in der Hybrid-DRG-Umsetzungsvereinbarung und für die Vertragsärztinnen und Vertragsärzte bilateral zwischen dem GKV-Spitzenverband und der Kassenärztliche Bundesvereinigung in der Hybrid-DRG-Abrechnungsvereinbarung.

§ 1
Berechtigte Leistungserbringer

Zur Erbringung der nach § 115f Absatz 1 Satz 1 Nummer 2 i. V. m. Absatz 2 Satz 3 SGB V vereinbarten Leistungen und zur Abrechnung der nach § 115f Absatz 1 Satz 2 SGB V kalkulierten Fallpauschalen berechtigt sind die an der Versorgung teilnehmenden Leistungserbringer gemäß § 95 Absatz 1 Satz 1 SGB V sowie Krankenhäuser nach § 108 SGB V, die die in § 115b Absatz 1 Satz 5 SGB V genannten Qualitätsvoraussetzungen erfüllen.

§ 2
Zugang gesetzlich versicherter Patienten zu Leistungen nach § 115f SGB V

(1) Leistungen gemäß § 3 können auf Veranlassung einer niedergelassenen Vertragsärztin oder eines niedergelassenen Vertragsarztes durchgeführt werden. Falls eine Patientin oder ein Patient ohne Veranlassung einer niedergelassenen Vertragsärztin oder eines niedergelassenen Vertragsarztes ein Krankenhaus, eine Vertragsärztin oder einen Vertragsarzt oder ein Medizinisches Versorgungszentrum zur Erbringung einer Leistung gemäß § 3 aufsucht, kann die Leistung erbracht werden, wenn die elektronische Gesundheitskarte in Verbindung mit einem amtlichen Lichtbildausweis als Nachweis für die Mitgliedschaft vorgelegt wird.

(2) Zur Vermeidung von Doppeluntersuchungen stellt die veranlassende Ärztin oder der veranlassende Arzt der die Leistung nach § 3 durchführenden Ärztin oder dem die Leistung nach § 3 durchführenden Arzt die im Zusammenhang mit der vorgesehenen Leistung bedeutsamen Unterlagen zur Verfügung.

§ 3
Leistungskatalog

In Anlage 1 dieser Vereinbarung sind die Leistungen nach § 115f Absatz 1 Satz 1 Nummer 2 i. V. m. Absatz 2 Satz 3 SGB V bestimmt, für die eine Vergütung (Hybrid-DRG) nach § 115f Absatz 1 Satz 1 Nummer 1 SGB V in Anlage 2 festgelegt ist. Spalte A in Anlage 2 definiert die Vergütung ohne postoperative Nachbehandlung durch Krankenhäuser und Spalte B in Anlage 2 eine Vergütung zuzüglich postoperativer Nachbehandlung durch Krankenhäuser. Diese ist abschließend, es sei denn, in dieser Vereinbarung ist etwas Abweichendes geregelt.

§ 4
Leistungsinhalt der Fallpauschalen

Die in Anlage 1 genannten Leistungen beginnen nach Abschluss der Indikationsstellung und Überprüfung der Operationsfähigkeit mit der Einleitung der Maßnahmen zur Operationsplanung und -vorbereitung und enden mit dem Abschluss der postoperativen Nachbeobachtung in der Einrichtung, in der die Operation durchgeführt wird.

§ 5
Vergütung für Leistungen

(1) Die in der Anlage 1 genannten Leistungen sind mit einer in Anlage 2 genannten Fallpauschale (Hybrid-DRG) zu vergüten, sofern sich aus dem Definitionshandbuch „aG-DRG German Diagnosis Related Groups" des Instituts für das Entgeltsystem im Krankenhaus eine Zuordnung der jeweiligen Leistung zu der jeweiligen Hybrid-DRG ergibt.

(2) Es gelten die Regelungen der Deutschen Kodierrichtlinien. Ausgenommen ist die in D012 Mehrfachkodierung geforderte Aufbereitung der Diagnosenkodes im Kontext der Primär- und Sekundärkodes gemäß Datenübermittlungsvereinbarung nach § 301 SGB V für die Entlassanzeige der Krankenhäuser in der Segmentgruppe SG 1 (ETL-NDG) für den vertragsärztlichen Bereich.

(3) Die Gültigkeit der Fallpauschalen gemäß Anlage 2, der dazugehörenden Vereinbarungen sowie der Deutschen Kodierrichtlinien für Leistungserbringer, die eine Operation oder Prozedur gemäß Anlage 1 durchführen, wird wie folgt bestimmt:

- Für Krankenhäuser gilt der Tag der Aufnahme der Patientin oder des Patienten in das Krankenhaus.

- Für Vertragsärztinnen und Vertragsärzte gilt der Tag der Durchführung der Leistung

(4) Die in der Anlage 2 aufgeführte Fallpauschale ist für die gesamte Dauer der erbrachten Leistungen nach Anlage 1 unabhängig von der Anzahl der beteiligten Leistungserbringer nur einmal berechnungsfähig.

(5) Die folgenden Leistungen sind nicht zusätzlich zu einer Fallpauschale abrechenbar:

1. Leistungen gemäß Anlage 1,
2. zusätzliche Eingriffe, sofern sich damit eine Hybrid-DRG gem. § 5 Absatz 1 ergibt,
3. Aufklärung über die gem. Anlage 1 vorgesehenen Leistungen,
4. perioperative Anästhesieleistungen beginnend mit der Feststellung der Operationsfähigkeit im Hinblick auf das Narkoserisiko, z. B. gemäß ASA, inklusive Anästhesieaufklärung, und Prämedikation,
5. perioperative Laboruntersuchungen,
6. histopathologische und zytologische Beurteilung von intraoperativ entnommenen Materials gemäß Indikation und diagnostischer oder therapeutischer Fragestellung,
7. perioperative bildgebende Verfahren,
8. postoperative Überwachung und Nachbeobachtung,
9. Sachkosten und Arzneimittel mit Ausnahme von Sprechstundenbedarf,
10. Kosten für Unterkunft und Verpflegung,

11. ärztliche Abschlussuntersuchung(en),
12. Dokumentation(en),
13. Erstellung und Übermittlung eines Abschlussberichts an die weiterbehandelnde Vertragsärztin und Hausärztin oder den weiterbehandelnden Vertragsarzt und Hausarzt mit mindestens folgenden Informationen: Diagnose, Therapieangaben, gegebenenfalls angezeigte Rehabilitationsmaßnahmen sowie die Beurteilung der Arbeitsfähigkeit,
14. Aushändigung des Abschlussberichts an die Versicherten.

(6) Eine vor- und nachstationäre Behandlung gemäß § 115a des Fünften Buches Sozialgesetzbuch ist neben der Fallpauschale nicht gesondert berechenbar.

(7) Eine postoperative Nachbehandlung kann durch das die Leistung gemäß Anlage 1 durchführende Krankenhaus oder durch die die Leistung gemäß Anlage 1 durchführende Vertragsärztin oder durchführenden Vertragsarzt oder durch eine andere Vertragsärztin oder einen anderen Vertragsarzt erfolgen. Die postoperative Nachbehandlung umfasst, je nach medizinischer Erforderlichkeit, den folgenden Leistungsinhalt: Befundkontrolle(n), Befundbesprechung, Verbandwechsel, Drainagewechsel, Drainageentfernung, Einleitung und/oder Kontrolle der medikamentösen Therapie.

Erfolgt die postoperative Nachbehandlung in den 21 Tagen nach Abschluss der postoperativen Nachbeobachtung durch das die Leistung gemäß Anlage 1 durchführende Krankenhaus, ist die Hybrid-DRG um 30 EURO erhöht. Die abrechnungsfähige erhöhte Fallpauschale ist in Anlage 2 (Spalte B) ausgewiesen.

Erfolgt die postoperative Nachbehandlung in den 21 Tagen nach Abschluss der postoperativen Nachbeobachtung durch eine Vertragsärztin oder einen Vertragsarzt sind die Gebührenordnungspositionen entsprechend den Regelungen des Einheitlichen Bewertungsmaßstabes berechnungsfähig.

(8) Sofern Patientinnen und Patienten bis einschließlich 31.12.2025 zur Durchführung einer Leistung gemäß den Hybrid-DRG H41M und H41N nach Anlage 2 in einem Krankenhaus behandelt werden und aus medizinischen Gründen eine selbstexpandierende Prothese am Gastrointestinaltrakt eingesetzt wurde (ZE2025-54), ist anstelle der Hybrid-DRG H41M die DRG H41F und für die Hybrid-DRG H41N die DRG H41D jeweils einschließlich des ZE2025-54 abzurechnen. Die betreffenden Fälle sind vollstationären Fällen gleichgestellt. Die Abrechnung des Krankenhauses dieser Leistung wird nicht im Hinblick darauf überprüft, ob die Leistung im Rahmen des § 115f SGB V hätte erbracht werden können. In allen anderen Fällen werden die Hybrid-DRG H41M und H41N gemäß dieser Vereinbarung abgerechnet.

Sofern Patientinnen und Patienten bis einschließlich 31.12.2025 mit einer Leistung gemäß den Hybrid-DRG H41M und H41N nach Anlage 2 durch eine Vertragsärztin oder einen Vertragsarzt behandelt werden und aus medizinischen Gründen eine selbstexpandierende Prothese am Gastrointestinaltrakt eingesetzt wurde (ZE2025-54), ist dieser Fall ambulant abzurechnen.

(9) Die Vertragspartner werden jeweils bilateral für die Krankenhäuser zwischen dem GKV-Spitzenverband / Verband der Privaten Krankenversicherung und der Deutschen Krankenhausgesellschaft in der Hybrid-DRG-Umsetzungsvereinbarung und für die Vertragsärztinnen und Vertragsärzte zwischen dem GKV-Spitzenverband und der Kassenärztlichen Bundesvereinigung in der Hybrid-DRG-Abrechnungsvereinbarung Regelungen dazu treffen, welche Abrechnungsregularien für den jeweiligen Versorgungsbereich gelten, sofern die Zuordnung einer Leistung der Anlage 1 dieser Vereinbarung (Leistungskatalog) zu einer Hybrid-DRG gemäß Abs. 1 nicht erfolgt.

§ 6
Qualitätssicherung

Leistungen des Katalogs gemäß § 3, für die Qualitätssicherungsmaßnahmen im Rahmen der vertragsärztlichen Versorgung nach § 135 SGB V existieren, sind auch unter den gleichen Maßgaben im stationären Bereich zu erbringen. Richtlinien und Beschlüsse des Gemeinsamen Bundesausschusses nach § 92 Absatz 1 Satz 2 Nummer 13 SGB V und nach §§ 136 bis 136b SGB V sind zu berücksichtigen.

§ 7
Abrechnungsverfahren

(1) Das Nähere zum Abrechnungsverfahren für Krankenhäuser nach § 108 SGB V regeln die Deutsche Krankenhausgesellschaft und der GKV-Spitzenverband in der Vereinbarung zur Umsetzung des Abrechnungsverfahrens der speziellen sektorengleichen Vergütung gemäß § 115f SGB V (Hybrid-DRG) im Rahmen der Datenübermittlung gemäß § 301 Absatz 1 und 2 SGB V (Hybrid-DRG-Umsetzungsvereinbarung).

(2) Das Nähere zum Abrechnungsverfahren für Leistungserbringer nach § 95 Absatz 1 Satz 1 SGB V regeln die Kassenärztliche Bundesvereinigung und der GKV-Spitzenverband in der Vereinbarung zur Umsetzung des Abrechnungsverfahrens der speziellen sektorengleichen Vergütung gemäß § 115f SGB V (Hybrid-DRG-AV).

§ 8
Schriftform, Nebenabreden

Nebenabreden, Änderungen und Ergänzungen zu dieser Vereinbarung sind nur gültig, wenn sie schriftlich vereinbart worden sind; sie müssen ausdrücklich als Vereinbarungsänderung bzw. Vereinbarungsergänzung bezeichnet sein. Dies gilt auch für die Aufhebung der Schriftformklausel.

§ 9
Salvatorische Klausel

Sollten einzelne Klauseln oder eine Bestimmung dieser Vereinbarung ganz oder teilweise unwirksam sein oder werden, so wird hierdurch die Wirksamkeit der Vereinbarung im Übrigen nicht berührt. Anstelle der unwirksamen Bestimmung werden die Vertragspartner eine Bestimmung vereinbaren, die dem zulässigerweise am nächsten kommt, was die Vertragspartner gewollt haben oder gewollt hätten, wenn sie die Regelungsbedürftigkeit bedacht hätten.

§ 10
Gültigkeitsdauer

Die Vereinbarung tritt zum 01.01.2025 in Kraft und tritt am 31.12.2025 außer Kraft, ohne dass es einer Kündigung bedarf.

Anlage 1: Hybrid-DRG-Leistungskatalog gemäß § 3 für das Jahr 2025

Leistungsbereich	OPS-Kode	OPS-Text
Arthrodese (Versteifung) der Zehengelenke	5-056.9	Neurolyse und Dekompression eines Nerven: Nerven Fuß
Arthrodese (Versteifung) der Zehengelenke	5-780.0v	Inzision am Knochen, septisch und aseptisch: Exploration von Knochengewebe: Metatarsale
Arthrodese (Versteifung) der Zehengelenke	5-780.0w	Inzision am Knochen, septisch und aseptisch: Exploration von Knochengewebe: Phalangen Fuß
Arthrodese (Versteifung) der Zehengelenke	5-780.1s	Inzision am Knochen, septisch und aseptisch: Knochenbohrung: Talus
Arthrodese (Versteifung) der Zehengelenke	5-780.1t	Inzision am Knochen, septisch und aseptisch: Knochenbohrung: Kalkaneus
Arthrodese (Versteifung) der Zehengelenke	5-780.1u	Inzision am Knochen, septisch und aseptisch: Knochenbohrung: Tarsale
Arthrodese (Versteifung) der Zehengelenke	5-780.1v	Inzision am Knochen, septisch und aseptisch: Knochenbohrung: Metatarsale
Arthrodese (Versteifung) der Zehengelenke	5-780.1w	Inzision am Knochen, septisch und aseptisch: Knochenbohrung: Phalangen Fuß
Arthrodese (Versteifung) der Zehengelenke	5-780.6u	Inzision am Knochen, septisch und aseptisch: Debridement: Tarsale
Arthrodese (Versteifung) der Zehengelenke	5-780.6v	Inzision am Knochen, septisch und aseptisch: Debridement: Metatarsale
Arthrodese (Versteifung) der Zehengelenke	5-780.6w	Inzision am Knochen, septisch und aseptisch: Debridement: Phalangen Fuß
Arthrodese (Versteifung) der Zehengelenke	5-780.xs	Inzision am Knochen, septisch und aseptisch: Sonstige: Talus
Arthrodese (Versteifung) der Zehengelenke	5-780.xt	Inzision am Knochen, septisch und aseptisch: Sonstige: Kalkaneus
Arthrodese (Versteifung) der Zehengelenke	5-780.xu	Inzision am Knochen, septisch und aseptisch: Sonstige: Tarsale
Arthrodese (Versteifung) der Zehengelenke	5-780.xv	Inzision am Knochen, septisch und aseptisch: Sonstige: Metatarsale

Leistungsbereich	OPS-Kode	OPS-Text
Arthrodese (Versteifung) der Zehengelenke	5-782.1s	Exzision und Resektion von erkranktem Knochengewebe: Partielle Resektion mit Weichteilresektion: Talus
Arthrodese (Versteifung) der Zehengelenke	5-782.1t	Exzision und Resektion von erkranktem Knochengewebe: Partielle Resektion mit Weichteilresektion: Kalkaneus
Arthrodese (Versteifung) der Zehengelenke	5-782.1u	Exzision und Resektion von erkranktem Knochengewebe: Partielle Resektion mit Weichteilresektion: Tarsale
Arthrodese (Versteifung) der Zehengelenke	5-782.as	Exzision und Resektion von erkranktem Knochengewebe: Partielle Resektion, offen chirurgisch: Talus
Arthrodese (Versteifung) der Zehengelenke	5-782.at	Exzision und Resektion von erkranktem Knochengewebe: Partielle Resektion, offen chirurgisch: Kalkaneus
Arthrodese (Versteifung) der Zehengelenke	5-782.au	Exzision und Resektion von erkranktem Knochengewebe: Partielle Resektion, offen chirurgisch: Tarsale
Arthrodese (Versteifung) der Zehengelenke	5-782.bs	Exzision und Resektion von erkranktem Knochengewebe: Partielle Resektion, endoskopisch: Talus
Arthrodese (Versteifung) der Zehengelenke	5-782.bt	Exzision und Resektion von erkranktem Knochengewebe: Partielle Resektion, endoskopisch: Kalkaneus
Arthrodese (Versteifung) der Zehengelenke	5-782.xs	Exzision und Resektion von erkranktem Knochengewebe: Sonstige: Talus
Arthrodese (Versteifung) der Zehengelenke	5-782.xt	Exzision und Resektion von erkranktem Knochengewebe: Sonstige: Kalkaneus
Arthrodese (Versteifung) der Zehengelenke	5-782.xu	Exzision und Resektion von erkranktem Knochengewebe: Sonstige: Tarsale
Arthrodese (Versteifung) der Zehengelenke	5-788.00	Operationen an Metatarsale und Phalangen des Fußes: Resektion (Exostose): Os metatarsale I
Arthrodese (Versteifung) der Zehengelenke	5-788.06	Operationen an Metatarsale und Phalangen des Fußes: Resektion (Exostose): Os metatarsale II bis V, 1 Os metatarsale
Arthrodese (Versteifung) der Zehengelenke	5-788.07	Operationen an Metatarsale und Phalangen des Fußes: Resektion (Exostose): Os metatarsale II bis V, 2 Ossa metatarsalia
Arthrodese (Versteifung) der Zehengelenke	5-788.08	Operationen an Metatarsale und Phalangen des Fußes: Resektion (Exostose): Os metatarsale II bis V, 3 Ossa metatarsalia

Leistungsbereich	OPS-Kode	OPS-Text
Arthrodese (Versteifung) der Zehengelenke	5-788.09	Operationen an Metatarsale und Phalangen des Fußes: Resektion (Exostose): Os metatarsale II bis V, 4 Ossa metatarsalia
Arthrodese (Versteifung) der Zehengelenke	5-788.0a	Operationen an Metatarsale und Phalangen des Fußes: Resektion (Exostose): Digitus I
Arthrodese (Versteifung) der Zehengelenke	5-788.0b	Operationen an Metatarsale und Phalangen des Fußes: Resektion (Exostose): Digitus II bis V, 1 Phalanx
Arthrodese (Versteifung) der Zehengelenke	5-788.0c	Operationen an Metatarsale und Phalangen des Fußes: Resektion (Exostose): Digitus II bis V, 2 Phalangen
Arthrodese (Versteifung) der Zehengelenke	5-788.0d	Operationen an Metatarsale und Phalangen des Fußes: Resektion (Exostose): Digitus II bis V, 3 Phalangen
Arthrodese (Versteifung) der Zehengelenke	5-788.0e	Operationen an Metatarsale und Phalangen des Fußes: Resektion (Exostose): Digitus II bis V, 4 Phalangen
Arthrodese (Versteifung) der Zehengelenke	5-788.0f	Operationen an Metatarsale und Phalangen des Fußes: Resektion (Exostose): Digitus II bis V, 5 oder mehr Phalangen
Arthrodese (Versteifung) der Zehengelenke	5-788.0x	Operationen an Metatarsale und Phalangen des Fußes: Resektion (Exostose): Sonstige
Arthrodese (Versteifung) der Zehengelenke	5-788.40	Operationen an Metatarsale und Phalangen des Fußes: Weichteilkorrektur: In Höhe des 1. Zehenstrahles
Arthrodese (Versteifung) der Zehengelenke	5-788.41	Operationen an Metatarsale und Phalangen des Fußes: Weichteilkorrektur: In Höhe des 2. bis 5. Zehenstrahles, 1 Zehenstrahl
Arthrodese (Versteifung) der Zehengelenke	5-788.42	Operationen an Metatarsale und Phalangen des Fußes: Weichteilkorrektur: In Höhe des 2. bis 5. Zehenstrahles, 2 Zehenstrahlen
Arthrodese (Versteifung) der Zehengelenke	5-788.43	Operationen an Metatarsale und Phalangen des Fußes: Weichteilkorrektur: In Höhe des 2. bis 5. Zehenstrahles, 3 Zehenstrahlen
Arthrodese (Versteifung) der Zehengelenke	5-788.44	Operationen an Metatarsale und Phalangen des Fußes: Weichteilkorrektur: In Höhe des 2. bis 5. Zehenstrahles, 4 Zehenstrahlen
Arthrodese (Versteifung) der Zehengelenke	5-788.51	Operationen an Metatarsale und Phalangen des Fußes: Osteotomie: Os metatarsale I, Doppelosteotomie
Arthrodese (Versteifung) der Zehengelenke	5-788.52	Operationen an Metatarsale und Phalangen des Fußes: Osteotomie: Os metatarsale II bis V, 1 Os metatarsale

Leistungsbereich	OPS-Kode	OPS-Text
Arthrodese (Versteifung) der Zehengelenke	5-788.53	Operationen an Metatarsale und Phalangen des Fußes: Osteotomie: Os metatarsale II bis V, 2 Ossa metatarsalia
Arthrodese (Versteifung) der Zehengelenke	5-788.56	Operationen an Metatarsale und Phalangen des Fußes: Osteotomie: Digitus I
Arthrodese (Versteifung) der Zehengelenke	5-788.5c	Operationen an Metatarsale und Phalangen des Fußes: Osteotomie: Os metatarsale I, distal
Arthrodese (Versteifung) der Zehengelenke	5-788.5e	Operationen an Metatarsale und Phalangen des Fußes: Osteotomie: Os metatarsale I, mehrdimensionale Osteotomie
Arthrodese (Versteifung) der Zehengelenke	5-788.5x	Operationen an Metatarsale und Phalangen des Fußes: Osteotomie: Sonstige
Arthrodese (Versteifung) der Zehengelenke	5-788.61	Operationen an Metatarsale und Phalangen des Fußes: Arthroplastik: Metatarsophalangealgelenk, Digitus II bis V, 1 Gelenk
Arthrodese (Versteifung) der Zehengelenke	5-788.66	Operationen an Metatarsale und Phalangen des Fußes: Arthroplastik: Interphalangealgelenk, Digitus II bis V, 1 Gelenk
Arthrodese (Versteifung) der Zehengelenke	5-788.6x	Operationen an Metatarsale und Phalangen des Fußes: Arthroplastik: Sonstige
Arthrodese (Versteifung) der Zehengelenke	5-788.x	Operationen an Metatarsale und Phalangen des Fußes: Sonstige
Arthrodese (Versteifung) der Zehengelenke	5-788.y	Operationen an Metatarsale und Phalangen des Fußes: N.n.bez.
Arthrodese (Versteifung) der Zehengelenke	5-789.0u	Andere Operationen am Knochen: Naht von Periost: Tarsale
Arthrodese (Versteifung) der Zehengelenke	5-789.cv	Andere Operationen am Knochen: Stabilisierung einer Pseudarthrose ohne weitere Maßnahmen: Metatarsale
Arthrodese (Versteifung) der Zehengelenke	5-789.xu	Andere Operationen am Knochen: Sonstige: Tarsale
Arthrodese (Versteifung) der Zehengelenke	5-789.xv	Andere Operationen am Knochen: Sonstige: Metatarsale
Arthrodese (Versteifung) der Zehengelenke	5-789.xw	Andere Operationen am Knochen: Sonstige: Phalangen Fuß

Leistungsbereich	OPS-Kode	OPS-Text
Arthrodese (Versteifung) der Zehengelenke	5-790.0v	Geschlossene Reposition einer Fraktur oder Epiphysenlösung mit Osteosynthese: Durch Schraube: Metatarsale
Arthrodese (Versteifung) der Zehengelenke	5-790.0w	Geschlossene Reposition einer Fraktur oder Epiphysenlösung mit Osteosynthese: Durch Schraube: Phalangen Fuß
Arthrodese (Versteifung) der Zehengelenke	5-790.1v	Geschlossene Reposition einer Fraktur oder Epiphysenlösung mit Osteosynthese: Durch Draht oder Zuggurtung/Cerclage: Metatarsale
Arthrodese (Versteifung) der Zehengelenke	5-790.1w	Geschlossene Reposition einer Fraktur oder Epiphysenlösung mit Osteosynthese: Durch Draht oder Zuggurtung/Cerclage: Phalangen Fuß
Arthrodese (Versteifung) der Zehengelenke	5-790.xv	Geschlossene Reposition einer Fraktur oder Epiphysenlösung mit Osteosynthese: Sonstige: Metatarsale
Arthrodese (Versteifung) der Zehengelenke	5-790.xw	Geschlossene Reposition einer Fraktur oder Epiphysenlösung mit Osteosynthese: Sonstige: Phalangen Fuß
Arthrodese (Versteifung) der Zehengelenke	5-79a.1r	Geschlossene Reposition einer Gelenkluxation mit Osteosynthese: Durch Draht oder Zuggurtung/Cerclage: Zehengelenk
Arthrodese (Versteifung) der Zehengelenke	5-79a.1x	Geschlossene Reposition einer Gelenkluxation mit Osteosynthese: Durch Draht oder Zuggurtung/Cerclage: Sonstige
Arthrodese (Versteifung) der Zehengelenke	5-79a.xr	Geschlossene Reposition einer Gelenkluxation mit Osteosynthese: Sonstige: Zehengelenk
Arthrodese (Versteifung) der Zehengelenke	5-79a.xx	Geschlossene Reposition einer Gelenkluxation mit Osteosynthese: Sonstige: Sonstige
Arthrodese (Versteifung) der Zehengelenke	5-79a.y	Geschlossene Reposition einer Gelenkluxation mit Osteosynthese: N.n.bez.
Arthrodese (Versteifung) der Zehengelenke	5-800.0r	Offen chirurgische Operation eines Gelenkes: Arthrotomie: Zehengelenk
Arthrodese (Versteifung) der Zehengelenke	5-800.3r	Offen chirurgische Operation eines Gelenkes: Debridement: Zehengelenk
Arthrodese (Versteifung) der Zehengelenke	5-800.4q	Offen chirurgische Operation eines Gelenkes: Synovialektomie, partiell: Metatarsophalangealgelenk
Arthrodese (Versteifung) der Zehengelenke	5-800.5q	Offen chirurgische Operation eines Gelenkes: Synovialektomie, total: Metatarsophalangealgelenk

2 Hybrid-DRG-Vergütungsvereinbarung

Leistungsbereich	OPS-Kode	OPS-Text
Arthrodese (Versteifung) der Zehengelenke	5-800.6q	Offen chirurgische Operation eines Gelenkes: Gelenkmobilisation [Arthrolyse]: Metatarsophalangealgelenk
Arthrodese (Versteifung) der Zehengelenke	5-808.b0	Offen chirurgische Arthrodese: Zehengelenk: Metatarsophalangealgelenk, Digitus I
Arthrodese (Versteifung) der Zehengelenke	5-808.b1	Offen chirurgische Arthrodese: Zehengelenk: Interphalangealgelenk, Digitus I
Arthrodese (Versteifung) der Zehengelenke	5-808.b9	Offen chirurgische Arthrodese: Zehengelenk: Metatarsophalangealgelenk, Digitus II bis V, 1 Gelenk
Arthrodese (Versteifung) der Zehengelenke	5-808.ba	Offen chirurgische Arthrodese: Zehengelenk: Metatarsophalangealgelenk, Digitus II bis V, 2 Gelenke
Arthrodese (Versteifung) der Zehengelenke	5-808.bb	Offen chirurgische Arthrodese: Zehengelenk: Metatarsophalangealgelenk, Digitus II bis V, 3 Gelenke
Arthrodese (Versteifung) der Zehengelenke	5-808.bc	Offen chirurgische Arthrodese: Zehengelenk: Metatarsophalangealgelenk, Digitus II bis V, 4 Gelenke
Arthrodese (Versteifung) der Zehengelenke	5-808.bd	Offen chirurgische Arthrodese: Zehengelenk: Interphalangealgelenk, Digitus II bis V, 1 Gelenk
Arthrodese (Versteifung) der Zehengelenke	5-808.be	Offen chirurgische Arthrodese: Zehengelenk: Interphalangealgelenk, Digitus II bis V, 2 Gelenke
Arthrodese (Versteifung) der Zehengelenke	5-808.bf	Offen chirurgische Arthrodese: Zehengelenk: Interphalangealgelenk, Digitus II bis V, 3 Gelenke
Arthrodese (Versteifung) der Zehengelenke	5-808.bg	Offen chirurgische Arthrodese: Zehengelenk: Interphalangealgelenk, Digitus II bis V, 4 Gelenke
Arthrodese (Versteifung) der Zehengelenke	5-808.bx	Offen chirurgische Arthrodese: Zehengelenk: Sonstige
Arthrodese (Versteifung) der Zehengelenke	5-809.0q	Andere Gelenkoperationen: Durchtrennung eines Bandes, offen chirurgisch: Metatarsophalangealgelenk
Arthrodese (Versteifung) der Zehengelenke	5-809.1m	Andere Gelenkoperationen: Arthrorise, offen chirurgisch: Unteres Sprunggelenk
Arthrodese (Versteifung) der Zehengelenke	5-809.1n	Andere Gelenkoperationen: Arthrorise, offen chirurgisch: Tarsalgelenk

Leistungsbereich	OPS-Kode	OPS-Text
Arthrodese (Versteifung) der Zehengelenke	5-809.2q	Andere Gelenkoperationen: Temporäre Fixation eines Gelenkes, offen chirurgisch: Metatarsophalangealgelenk
Arthrodese (Versteifung) der Zehengelenke	5-809.2r	Andere Gelenkoperationen: Temporäre Fixation eines Gelenkes, offen chirurgisch: Zehengelenk
Arthrodese (Versteifung) der Zehengelenke	5-809.xm	Andere Gelenkoperationen: Sonstige: Unteres Sprunggelenk
Arthrodese (Versteifung) der Zehengelenke	5-809.xn	Andere Gelenkoperationen: Sonstige: Tarsalgelenk
Arthrodese (Versteifung) der Zehengelenke	5-809.xq	Andere Gelenkoperationen: Sonstige: Metatarsophalangealgelenk
Arthrodese (Versteifung) der Zehengelenke	5-809.xr	Andere Gelenkoperationen: Sonstige: Zehengelenk
Arthrodese (Versteifung) der Zehengelenke	5-811.2k	Arthroskopische Operation an der Synovialis: Synovektomie, partiell: Oberes Sprunggelenk
Arthrodese (Versteifung) der Zehengelenke	5-811.xk	Arthroskopische Operation an der Synovialis: Sonstige: Oberes Sprunggelenk
Arthrodese (Versteifung) der Zehengelenke	5-812.ek	Arthroskopische Operation am Gelenkknorpel und an den Menisken: Knorpelglättung (Chondroplastik): Oberes Sprunggelenk
Arthrodese (Versteifung) der Zehengelenke	5-812.fk	Arthroskopische Operation am Gelenkknorpel und an den Menisken: Subchondrale Knocheneröffnung (z.B. nach Pridie, Mikrofrakturierung, Abrasionsarthroplastik): Oberes Sprunggelenk
Arthrodese (Versteifung) der Zehengelenke	5-812.fm	Arthroskopische Operation am Gelenkknorpel und an den Menisken: Subchondrale Knocheneröffnung (z.B. nach Pridie, Mikrofrakturierung, Abrasionsarthroplastik): Unteres Sprunggelenk
Arthrodese (Versteifung) der Zehengelenke	5-812.fn	Arthroskopische Operation am Gelenkknorpel und an den Menisken: Subchondrale Knocheneröffnung (z.B. nach Pridie, Mikrofrakturierung, Abrasionsarthroplastik): Tarsalgelenk
Arthrodese (Versteifung) der Zehengelenke	5-812.fp	Arthroskopische Operation am Gelenkknorpel und an den Menisken: Subchondrale Knocheneröffnung (z.B. nach Pridie, Mikrofrakturierung, Abrasionsarthroplastik): Tarsometatarsalgelenk
Arthrodese (Versteifung) der Zehengelenke	5-812.fq	Arthroskopische Operation am Gelenkknorpel und an den Menisken: Subchondrale Knocheneröffnung (z.B. nach Pridie, Mikrofrakturierung, Abrasionsarthroplastik): Metatarsophalangealgelenk

Leistungsbereich	OPS-Kode	OPS-Text
Arthrodese (Versteifung) der Zehengelenke	5-812.fr	Arthroskopische Operation am Gelenkknorpel und an den Menisken: Subchondrale Knocheneröffnung (z.B. nach Pridie, Mikrofrakturierung, Abrasionsarthroplastik): Zehengelenk
Arthrodese (Versteifung) der Zehengelenke	5-812.kk	Arthroskopische Operation am Gelenkknorpel und an den Menisken: Resektion eines oder mehrerer Osteophyten: Oberes Sprunggelenk
Arthrodese (Versteifung) der Zehengelenke	5-812.km	Arthroskopische Operation am Gelenkknorpel und an den Menisken: Resektion eines oder mehrerer Osteophyten: Unteres Sprunggelenk
Arthrodese (Versteifung) der Zehengelenke	5-812.kn	Arthroskopische Operation am Gelenkknorpel und an den Menisken: Resektion eines oder mehrerer Osteophyten: Tarsalgelenk
Arthrodese (Versteifung) der Zehengelenke	5-812.kp	Arthroskopische Operation am Gelenkknorpel und an den Menisken: Resektion eines oder mehrerer Osteophyten: Tarsometatarsalgelenk
Arthrodese (Versteifung) der Zehengelenke	5-812.kq	Arthroskopische Operation am Gelenkknorpel und an den Menisken: Resektion eines oder mehrerer Osteophyten: Metatarsophalangealgelenk
Arthrodese (Versteifung) der Zehengelenke	5-812.kr	Arthroskopische Operation am Gelenkknorpel und an den Menisken: Resektion eines oder mehrerer Osteophyten: Zehengelenk
Arthrodese (Versteifung) der Zehengelenke	5-819.xq	Andere arthroskopische Operationen: Sonstige: Metatarsophalangealgelenk
Arthrodese (Versteifung) der Zehengelenke	5-819.xr	Andere arthroskopische Operationen: Sonstige: Zehengelenk
Arthrodese (Versteifung) der Zehengelenke	5-851.1a	Durchtrennung von Muskel, Sehne und Faszie: Tenotomie, offen chirurgisch: Fuß
Arthrodese (Versteifung) der Zehengelenke	5-851.2a	Durchtrennung von Muskel, Sehne und Faszie: Tenotomie, perkutan: Fuß
Arthrodese (Versteifung) der Zehengelenke	5-851.xa	Durchtrennung von Muskel, Sehne und Faszie: Sonstige: Fuß
Arthrodese (Versteifung) der Zehengelenke	5-852.0a	Exzision an Muskel, Sehne und Faszie: Exzision einer Sehne, partiell: Fuß
Arthrodese (Versteifung) der Zehengelenke	5-852.2a	Exzision an Muskel, Sehne und Faszie: Exzision einer Sehnenscheide, partiell: Fuß
Arthrodese (Versteifung) der Zehengelenke	5-852.6a	Exzision an Muskel, Sehne und Faszie: Exzision eines Muskels, subfaszial, partiell: Fuß

Leistungsbereich	OPS-Kode	OPS-Text
Arthrodese (Versteifung) der Zehengelenke	5-852.8a	Exzision an Muskel, Sehne und Faszie: Exzision an Sehnen und Muskeln, epifaszial: Fuß
Arthrodese (Versteifung) der Zehengelenke	5-852.9a	Exzision an Muskel, Sehne und Faszie: Exzision an Sehnen und Muskeln, subfaszial: Fuß
Arthrodese (Versteifung) der Zehengelenke	5-852.aa	Exzision an Muskel, Sehne und Faszie: Exzision einer Faszie: Fuß
Arthrodese (Versteifung) der Zehengelenke	5-852.xa	Exzision an Muskel, Sehne und Faszie: Sonstige: Fuß
Arthrodese (Versteifung) der Zehengelenke	5-854.0c	Rekonstruktion von Sehnen: Verlängerung: Mittelfuß und Zehen
Arthrodese (Versteifung) der Zehengelenke	5-855.1a	Naht und andere Operationen an Sehnen und Sehnenscheide: Naht einer Sehne, primär: Fuß
Arthrodese (Versteifung) der Zehengelenke	5-855.xa	Naht und andere Operationen an Sehnen und Sehnenscheide: Sonstige: Fuß
Arthrodese (Versteifung) der Zehengelenke	5-859.0a	Andere Operationen an Muskeln, Sehnen, Faszien und Schleimbeuteln: Inzision eines Schleimbeutels: Fuß
Arthrodese (Versteifung) der Zehengelenke	5-859.1a	Andere Operationen an Muskeln, Sehnen, Faszien und Schleimbeuteln: Totale Resektion eines Schleimbeutels: Fuß
Arthrodese (Versteifung) der Zehengelenke	5-859.2a	Andere Operationen an Muskeln, Sehnen, Faszien und Schleimbeuteln: Resektion eines Ganglions: Fuß
Arthrodese (Versteifung) der Zehengelenke	5-859.xa	Andere Operationen an Muskeln, Sehnen, Faszien und Schleimbeuteln: Sonstige: Fuß
Bestimmte Hernienoperationen	1-557.0	Biopsie an Rektum und perirektalem Gewebe durch Inzision: Rektum
Bestimmte Hernienoperationen	1-557.1	Biopsie an Rektum und perirektalem Gewebe durch Inzision: Perirektales Gewebe
Bestimmte Hernienoperationen	1-559.1	Biopsie an anderen Verdauungsorganen, Peritoneum und retroperitonealem Gewebe durch Inzision: Darm, n.n.bez.
Bestimmte Hernienoperationen	5-530.00	Verschluss einer Hernia inguinalis: Offen chirurgisch, ohne plastischen Bruchpfortenverschluss: Mit hoher Bruchsackunterbindung und Teilresektion

2 Hybrid-DRG-Vergütungsvereinbarung

Leistungsbereich	OPS-Kode	OPS-Text
Bestimmte Hernienoperationen	5-530.01	Verschluss einer Hernia inguinalis: Offen chirurgisch, ohne plastischen Bruchpfortenverschluss: Mit Hydrozelenwandresektion
Bestimmte Hernienoperationen	5-530.02	Verschluss einer Hernia inguinalis: Offen chirurgisch, ohne plastischen Bruchpfortenverschluss: Mit Funikulolyse und Hodenverlagerung
Bestimmte Hernienoperationen	5-530.03	Verschluss einer Hernia inguinalis: Offen chirurgisch, ohne plastischen Bruchpfortenverschluss: Ohne weitere Maßnahmen
Bestimmte Hernienoperationen	5-530.0x	Verschluss einer Hernia inguinalis: Offen chirurgisch, ohne plastischen Bruchpfortenverschluss: Sonstige
Bestimmte Hernienoperationen	5-530.1	Verschluss einer Hernia inguinalis: Offen chirurgisch, mit plastischem Bruchpfortenverschluss
Bestimmte Hernienoperationen	5-530.31	Verschluss einer Hernia inguinalis: Mit alloplastischem, allogenem oder xenogenem Material: Laparoskopisch transperitoneal [TAPP]
Bestimmte Hernienoperationen	5-530.32	Verschluss einer Hernia inguinalis: Mit alloplastischem, allogenem oder xenogenem Material: Endoskopisch total extraperitoneal [TEP]
Bestimmte Hernienoperationen	5-530.33	Verschluss einer Hernia inguinalis: Mit alloplastischem, allogenem oder xenogenem Material: Offen chirurgisch, epifaszial (anterior)
Bestimmte Hernienoperationen	5-530.34	Verschluss einer Hernia inguinalis: Mit alloplastischem, allogenem oder xenogenem Material: Offen chirurgisch, präperitoneal/retromuskulär (posterior)
Bestimmte Hernienoperationen	5-530.3x	Verschluss einer Hernia inguinalis: Mit alloplastischem, allogenem oder xenogenem Material: Sonstige
Bestimmte Hernienoperationen	5-530.90	Verschluss einer Hernia inguinalis: Laparoskopisch, ohne plastischen Bruchpfortenverschluss: Mit hoher Bruchsackunterbindung und Teilresektion
Bestimmte Hernienoperationen	5-530.91	Verschluss einer Hernia inguinalis: Laparoskopisch, ohne plastischen Bruchpfortenverschluss: Ohne weitere Maßnahmen
Bestimmte Hernienoperationen	5-530.9x	Verschluss einer Hernia inguinalis: Laparoskopisch, ohne plastischen Bruchpfortenverschluss: Sonstige
Bestimmte Hernienoperationen	5-530.x	Verschluss einer Hernia inguinalis: Sonstige
Bestimmte Hernienoperationen	5-530.y	Verschluss einer Hernia inguinalis: N.n.bez.

Teil II Spezielle sektorengleiche Vergütung nach § 115f SGB V

Leistungsbereich	OPS-Kode	OPS-Text
Bestimmte Hernienoperationen	5-531.0	Verschluss einer Hernia femoralis: Offen chirurgisch, ohne plastischen Bruchpfortenverschluss
Bestimmte Hernienoperationen	5-531.1	Verschluss einer Hernia femoralis: Offen chirurgisch, mit plastischem Bruchpfortenverschluss
Bestimmte Hernienoperationen	5-531.31	Verschluss einer Hernia femoralis: Mit alloplastischem, allogenem oder xenogenem Material: Laparoskopisch transperitoneal [TAPP]
Bestimmte Hernienoperationen	5-531.32	Verschluss einer Hernia femoralis: Mit alloplastischem, allogenem oder xenogenem Material: Endoskopisch total extraperitoneal [TEP]
Bestimmte Hernienoperationen	5-531.33	Verschluss einer Hernia femoralis: Mit alloplastischem, allogenem oder xenogenem Material: Offen chirurgisch, epifaszial (anterior)
Bestimmte Hernienoperationen	5-531.34	Verschluss einer Hernia femoralis: Mit alloplastischem, allogenem oder xenogenem Material: Offen chirurgisch, präperitoneal/retromuskulär (posterior)
Bestimmte Hernienoperationen	5-531.3x	Verschluss einer Hernia femoralis: Mit alloplastischem, allogenem oder xenogenem Material: Sonstige
Bestimmte Hernienoperationen	5-531.x	Verschluss einer Hernia femoralis: Sonstige
Bestimmte Hernienoperationen	5-531.y	Verschluss einer Hernia femoralis: N.n.bez.
Bestimmte Hernienoperationen	5-534.01	Verschluss einer Hernia umbilicalis: Offen chirurgisch, ohne plastischen Bruchpfortenverschluss: Mit Exstirpation einer Nabelzyste
Bestimmte Hernienoperationen	5-534.02	Verschluss einer Hernia umbilicalis: Offen chirurgisch, ohne plastischen Bruchpfortenverschluss: Mit Abtragung des Urachus
Bestimmte Hernienoperationen	5-534.03	Verschluss einer Hernia umbilicalis: Offen chirurgisch, ohne plastischen Bruchpfortenverschluss: Ohne weitere Maßnahmen
Bestimmte Hernienoperationen	5-534.0x	Verschluss einer Hernia umbilicalis: Offen chirurgisch, ohne plastischen Bruchpfortenverschluss: Sonstige
Bestimmte Hernienoperationen	5-534.1	Verschluss einer Hernia umbilicalis: Offen chirurgisch, mit plastischem Bruchpfortenverschluss
Bestimmte Hernienoperationen	5-534.33	Verschluss einer Hernia umbilicalis: Mit alloplastischem, allogenem oder xenogenem Material: Offen chirurgisch, mit intraperitonealem Onlay-Mesh [IPOM]

Leistungsbereich	OPS-Kode	OPS-Text
Bestimmte Hernienoperationen	5-534.34	Verschluss einer Hernia umbilicalis: Mit alloplastischem, allogenem oder xenogenem Material: Offen chirurgisch, mit Onlay-Technik
Bestimmte Hernienoperationen	5-534.35	Verschluss einer Hernia umbilicalis: Mit alloplastischem, allogenem oder xenogenem Material: Offen chirurgisch, mit Sublay-Technik
Bestimmte Hernienoperationen	5-534.36	Verschluss einer Hernia umbilicalis: Mit alloplastischem, allogenem oder xenogenem Material: Laparoskopisch transperitoneal, mit intraperitonealem Onlay-Mesh [IPOM]
Bestimmte Hernienoperationen	5-534.37	Verschluss einer Hernia umbilicalis: Mit alloplastischem, allogenem oder xenogenem Material: Laparoskopisch transperitoneal, mit Sublay-Technik
Bestimmte Hernienoperationen	5-534.38	Verschluss einer Hernia umbilicalis: Mit alloplastischem, allogenem oder xenogenem Material: Endoskopisch (assistiert), total extraperitoneal, mit Onlay-Technik
Bestimmte Hernienoperationen	5-534.39	Verschluss einer Hernia umbilicalis: Mit alloplastischem, allogenem oder xenogenem Material: Endoskopisch (assistiert), total extraperitoneal, mit Sublay-Technik
Bestimmte Hernienoperationen	5-534.3x	Verschluss einer Hernia umbilicalis: Mit alloplastischem, allogenem oder xenogenem Material: Sonstige
Bestimmte Hernienoperationen	5-534.x	Verschluss einer Hernia umbilicalis: Sonstige
Bestimmte Hernienoperationen	5-534.y	Verschluss einer Hernia umbilicalis: N.n.bez.
Bestimmte Hernienoperationen	5-535.0	Verschluss einer Hernia epigastrica: Offen chirurgisch, ohne plastischen Bruchpfortenverschluss
Bestimmte Hernienoperationen	5-535.1	Verschluss einer Hernia epigastrica: Offen chirurgisch, mit plastischem Bruchpfortenverschluss
Bestimmte Hernienoperationen	5-535.33	Verschluss einer Hernia epigastrica: Mit alloplastischem, allogenem oder xenogenem Material: Offen chirurgisch, mit intraperitonealem Onlay-Mesh [IPOM]
Bestimmte Hernienoperationen	5-535.34	Verschluss einer Hernia epigastrica: Mit alloplastischem, allogenem oder xenogenem Material: Offen chirurgisch, mit Onlay-Technik
Bestimmte Hernienoperationen	5-535.35	Verschluss einer Hernia epigastrica: Mit alloplastischem, allogenem oder xenogenem Material: Offen chirurgisch, mit Sublay-Technik
Bestimmte Hernienoperationen	5-535.36	Verschluss einer Hernia epigastrica: Mit alloplastischem, allogenem oder xenogenem Material: Laparoskopisch transperitoneal, mit intraperitonealem Onlay-Mesh [IPOM]

Leistungsbereich	OPS-Kode	OPS-Text
Bestimmte Hernienoperationen	5-535.37	Verschluss einer Hernia epigastrica: Mit alloplastischem, allogenem oder xenogenem Material: Laparoskopisch transperitoneal, mit Sublay-Technik
Bestimmte Hernienoperationen	5-535.38	Verschluss einer Hernia epigastrica: Mit alloplastischem, allogenem oder xenogenem Material: Endoskopisch (assistiert), total extraperitoneal mit Onlay-Technik
Bestimmte Hernienoperationen	5-535.39	Verschluss einer Hernia epigastrica: Mit alloplastischem, allogenem oder xenogenem Material: Endoskopisch (assistiert), total extraperitoneal mit Sublay-Technik
Bestimmte Hernienoperationen	5-535.3x	Verschluss einer Hernia epigastrica: Mit alloplastischem, allogenem oder xenogenem Material: Sonstige
Bestimmte Hernienoperationen	5-535.x	Verschluss einer Hernia epigastrica: Sonstige
Bestimmte Hernienoperationen	5-535.y	Verschluss einer Hernia epigastrica: N.n.bez.
Bestimmte Hernienoperationen	5-536.0	Verschluss einer Narbenhernie: Offen chirurgisch, ohne plastischen Bruchpfortenverschluss
Bestimmte Hernienoperationen	5-536.10	Verschluss einer Narbenhernie: Offen chirurgisch, mit plastischem Bruchpfortenverschluss: Ohne alloplastisches, allogenes oder xenogenes Material
Bestimmte Hernienoperationen	5-536.1x	Verschluss einer Narbenhernie: Offen chirurgisch, mit plastischem Bruchpfortenverschluss: Sonstige
Bestimmte Hernienoperationen	5-536.49	Verschluss einer Narbenhernie: Mit alloplastischem, allogenem oder xenogenem Material: Laparoskopisch transperitoneal, mit intraperitonealem Onlay-Mesh [IPOM], bei einer horizontalen Defektbreite von weniger als 10 cm
Bestimmte Hernienoperationen	5-536.4a	Verschluss einer Narbenhernie: Mit alloplastischem, allogenem oder xenogenem Material: Laparoskopisch transperitoneal, mit Sublay-Technik, bei einer horizontalen Defektbreite von weniger als 10 cm
Bestimmte Hernienoperationen	5-536.4b	Verschluss einer Narbenhernie: Mit alloplastischem, allogenem oder xenogenem Material: Endoskopisch (assistiert), total extraperitoneal mit Onlay-Technik, bei einer horizontalen Defektbreite von weniger als 10 cm
Bestimmte Hernienoperationen	5-536.4c	Verschluss einer Narbenhernie: Mit alloplastischem, allogenem oder xenogenem Material: Endoskopisch (assistiert), total extraperitoneal mit Sublay-Technik, bei einer horizontalen Defektbreite von weniger als 10 cm
Bestimmte Hernienoperationen	5-536.4x	Verschluss einer Narbenhernie: Mit alloplastischem, allogenem oder xenogenem Material: Sonstige

Leistungsbereich	OPS-Kode	OPS-Text
Bestimmte Hernienoperationen	5-536.x	Verschluss einer Narbenhernie: Sonstige
Bestimmte Hernienoperationen	5-536.y	Verschluss einer Narbenhernie: N.n.bez.
Bestimmte Hernienoperationen	5-539.0	Verschluss anderer abdominaler Hernien: Offen chirurgisch, ohne plastischen Bruchpfortenverschluss
Bestimmte Hernienoperationen	5-539.1	Verschluss anderer abdominaler Hernien: Offen chirurgisch, mit plastischem Bruchpfortenverschluss
Bestimmte Hernienoperationen	5-539.30	Verschluss anderer abdominaler Hernien: Mit alloplastischem, allogenem oder xenogenem Material: Offen chirurgisch
Bestimmte Hernienoperationen	5-539.31	Verschluss anderer abdominaler Hernien: Mit alloplastischem, allogenem oder xenogenem Material: Laparoskopisch transperitoneal [TAPP]
Bestimmte Hernienoperationen	5-539.32	Verschluss anderer abdominaler Hernien: Mit alloplastischem, allogenem oder xenogenem Material: Endoskopisch total extraperitoneal [TEP]
Bestimmte Hernienoperationen	5-539.3x	Verschluss anderer abdominaler Hernien: Mit alloplastischem, allogenem oder xenogenem Material: Sonstige
Bestimmte Hernienoperationen	5-539.4	Verschluss anderer abdominaler Hernien: Laparoskopisch, ohne alloplastisches, allogenes oder xenogenes Material
Bestimmte Hernienoperationen	5-539.x	Verschluss anderer abdominaler Hernien: Sonstige
Bestimmte Hernienoperationen	5-539.y	Verschluss anderer abdominaler Hernien: N.n.bez.
Bestimmte Hernienoperationen	5-546.2x	Plastische Rekonstruktion von Bauchwand und Peritoneum: Plastische Rekonstruktion der Bauchwand: Sonstige
Bestimmte Hernienoperationen	5-546.x	Plastische Rekonstruktion von Bauchwand und Peritoneum: Sonstige
Bestimmte Hernienoperationen	5-546.y	Plastische Rekonstruktion von Bauchwand und Peritoneum: N.n.bez.
Eingriffe an Analfisteln	5-490.0	Inzision und Exzision von Gewebe der Perianalregion: Inzision
Eingriffe an Analfisteln	5-490.1	Inzision und Exzision von Gewebe der Perianalregion: Exzision

Leistungsbereich	OPS-Kode	OPS-Text
Eingriffe an Analfisteln	5-490.x	Inzision und Exzision von Gewebe der Perianalregion: Sonstige
Eingriffe an Analfisteln	5-490.y	Inzision und Exzision von Gewebe der Perianalregion: N.n.bez.
Eingriffe an Analfisteln	5-491.0	Operative Behandlung von Analfisteln: Inzision (Spaltung)
Eingriffe an Analfisteln	5-491.10	Operative Behandlung von Analfisteln: Exzision: Subkutan
Eingriffe an Analfisteln	5-491.11	Operative Behandlung von Analfisteln: Exzision: Intersphinktär
Eingriffe an Analfisteln	5-491.12	Operative Behandlung von Analfisteln: Exzision: Transsphinktär
Eingriffe an Analfisteln	5-491.15	Operative Behandlung von Analfisteln: Exzision: Submukös
Eingriffe an Analfisteln	5-491.16	Operative Behandlung von Analfisteln: Exzision: Subanodermal
Eingriffe an Analfisteln	5-491.1x	Operative Behandlung von Analfisteln: Exzision: Sonstige
Eingriffe an Analfisteln	5-491.2	Operative Behandlung von Analfisteln: Fadendrainage
Eingriffe an Analfisteln	5-491.3	Operative Behandlung von Analfisteln: Verschluss von Analfisteln durch Plug-Technik
Eingriffe an Analfisteln	5-491.4	Operative Behandlung von Analfisteln: Exzision einer inter- oder transsphinktären Analfistel mit Verschluss durch Schleimhautlappen
Eingriffe an Analfisteln	5-491.5	Operative Behandlung von Analfisteln: Exzision einer Analfistel mit Verschluss durch Muskel-Schleimhaut-Lappen
Eingriffe an Analfisteln	5-491.x	Operative Behandlung von Analfisteln: Sonstige
Eingriffe an Analfisteln	5-491.y	Operative Behandlung von Analfisteln: N.n.bez.
Eingriffe an Analfisteln	5-492.00	Exzision und Destruktion von erkranktem Gewebe des Analkanals: Exzision: Lokal
Eingriffe an Analfisteln	5-492.01	Exzision und Destruktion von erkranktem Gewebe des Analkanals: Exzision: Tief
Eingriffe an Analfisteln	5-492.02	Exzision und Destruktion von erkranktem Gewebe des Analkanals: Exzision: Tief, mit Teilresektion des Muskels
Eingriffe an Analfisteln	5-492.0x	Exzision und Destruktion von erkranktem Gewebe des Analkanals: Exzision: Sonstige
Eingriffe an Analfisteln	5-492.1	Exzision und Destruktion von erkranktem Gewebe des Analkanals: Destruktion, lokal
Eingriffe Galle, Leber, Pankreas	1-279.b0	Andere diagnostische Katheteruntersuchung an Herz und Gefäßen: Bestimmung des portovenösen Druckgradienten: Durch indirekte Messung des Pfortaderdruckes
Eingriffe Galle, Leber, Pankreas	1-440.6	Endoskopische Biopsie an oberem Verdauungstrakt, Gallengängen und Pankreas: Gallengänge

Leistungsbereich	OPS-Kode	OPS-Text
Eingriffe Galle, Leber, Pankreas	1-440.7	Endoskopische Biopsie an oberem Verdauungstrakt, Gallengängen und Pankreas: Sphincter Oddi und Papilla duodeni major
Eingriffe Galle, Leber, Pankreas	1-440.8	Endoskopische Biopsie an oberem Verdauungstrakt, Gallengängen und Pankreas: Pankreas
Eingriffe Galle, Leber, Pankreas	1-441.2	Perkutane (Nadel-)Biopsie an hepatobiliärem System und Pankreas: Pankreas
Eingriffe Galle, Leber, Pankreas	1-442.2	Perkutane Biopsie an hepatobiliärem System und Pankreas mit Steuerung durch bildgebende Verfahren: Pankreas
Eingriffe Galle, Leber, Pankreas	1-447	Endosonographische Feinnadelpunktion am Pankreas
Eingriffe Galle, Leber, Pankreas	1-640	Diagnostische retrograde Darstellung der Gallenwege
Eingriffe Galle, Leber, Pankreas	1-641	Diagnostische retrograde Darstellung der Pankreaswege
Eingriffe Galle, Leber, Pankreas	1-642	Diagnostische retrograde Darstellung der Gallen- und Pankreaswege
Eingriffe Galle, Leber, Pankreas	3-055.0	Endosonographie der Gallenwege und der Leber: Gallenwege
Eingriffe Galle, Leber, Pankreas	3-055.1	Endosonographie der Gallenwege und der Leber: Leber
Eingriffe Galle, Leber, Pankreas	3-056	Endosonographie des Pankreas
Eingriffe Galle, Leber, Pankreas	5-501.43	Lokale Exzision und Destruktion von erkranktem Gewebe der Leber (atypische Leberresektion): Destruktion, lokal, durch Alkoholinjektion mit Steuerung durch bildgebende Verfahren: Perkutan
Eingriffe Galle, Leber, Pankreas	5-501.x3	Lokale Exzision und Destruktion von erkranktem Gewebe der Leber (atypische Leberresektion): Sonstige: Perkutan
Eingriffe Galle, Leber, Pankreas	5-513.1	Endoskopische Operationen an den Gallengängen: Inzision der Papille (Papillotomie)
Eingriffe Galle, Leber, Pankreas	5-513.20	Endoskopische Operationen an den Gallengängen: Steinentfernung: Mit Körbchen
Eingriffe Galle, Leber, Pankreas	5-513.21	Endoskopische Operationen an den Gallengängen: Steinentfernung: Mit Ballonkatheter
Eingriffe Galle, Leber, Pankreas	5-513.22	Endoskopische Operationen an den Gallengängen: Steinentfernung: Mit mechanischer Lithotripsie
Eingriffe Galle, Leber, Pankreas	5-513.23	Endoskopische Operationen an den Gallengängen: Steinentfernung: Mit elektrohydraulischer Lithotripsie
Eingriffe Galle, Leber, Pankreas	5-513.24	Endoskopische Operationen an den Gallengängen: Steinentfernung: Mit elektrohydraulischer Lithotripsie und Laseranwendung
Eingriffe Galle, Leber, Pankreas	5-513.25	Endoskopische Operationen an den Gallengängen: Steinentfernung: Mit Laserlithotripsie
Eingriffe Galle, Leber, Pankreas	5-513.2x	Endoskopische Operationen an den Gallengängen: Steinentfernung: Sonstige

Leistungsbereich	OPS-Kode	OPS-Text
Eingriffe Galle, Leber, Pankreas	5-513.5	Endoskopische Operationen an den Gallengängen: Einlegen einer Drainage
Eingriffe Galle, Leber, Pankreas	5-513.a	Endoskopische Operationen an den Gallengängen: Dilatation
Eingriffe Galle, Leber, Pankreas	5-513.c	Endoskopische Operationen an den Gallengängen: Blutstillung
Eingriffe Galle, Leber, Pankreas	5-513.d	Endoskopische Operationen an den Gallengängen: Bougierung
Eingriffe Galle, Leber, Pankreas	5-513.f0	Endoskopische Operationen an den Gallengängen: Einlegen von nicht selbstexpandierenden Prothesen: 1 Prothese
Eingriffe Galle, Leber, Pankreas	5-513.f1	Endoskopische Operationen an den Gallengängen: Einlegen von nicht selbstexpandierenden Prothesen: 2 oder mehr Prothesen
Eingriffe Galle, Leber, Pankreas	5-513.h0	Endoskopische Operationen an den Gallengängen: Wechsel von nicht selbstexpandierenden Prothesen: 1 Prothese
Eingriffe Galle, Leber, Pankreas	5-513.h1	Endoskopische Operationen an den Gallengängen: Wechsel von nicht selbstexpandierenden Prothesen: 2 oder mehr Prothesen
Eingriffe Galle, Leber, Pankreas	5-514.b3	Andere Operationen an den Gallengängen: Entfernung von alloplastischem Material: Perkutan-transhepatisch
Eingriffe Galle, Leber, Pankreas	5-514.k3	Andere Operationen an den Gallengängen: Wechsel von nicht selbstexpandierenden Prothesen: Perkutan-transhepatisch
Eingriffe Galle, Leber, Pankreas	5-514.p3	Andere Operationen an den Gallengängen: Wechsel einer Drainage: Perkutan-transhepatisch
Eingriffe Galle, Leber, Pankreas	5-514.px	Andere Operationen an den Gallengängen: Wechsel einer Drainage: Sonstige
Eingriffe Galle, Leber, Pankreas	5-514.x3	Andere Operationen an den Gallengängen: Sonstige: Perkutan-transhepatisch
Eingriffe Galle, Leber, Pankreas	5-526.1	Endoskopische Operationen am Pankreasgang: Inzision der Papille (Papillotomie)
Eingriffe Galle, Leber, Pankreas	5-526.20	Endoskopische Operationen am Pankreasgang: Steinentfernung: Mit Körbchen
Eingriffe Galle, Leber, Pankreas	5-526.21	Endoskopische Operationen am Pankreasgang: Steinentfernung: Mit Ballonkatheter
Eingriffe Galle, Leber, Pankreas	5-526.22	Endoskopische Operationen am Pankreasgang: Steinentfernung: Mit mechanischer Lithotripsie
Eingriffe Galle, Leber, Pankreas	5-526.23	Endoskopische Operationen am Pankreasgang: Steinentfernung: Mit elektrohydraulischer Lithotripsie
Eingriffe Galle, Leber, Pankreas	5-526.24	Endoskopische Operationen am Pankreasgang: Steinentfernung: Mit elektrohydraulischer Lithotripsie und Laseranwendung
Eingriffe Galle, Leber, Pankreas	5-526.25	Endoskopische Operationen am Pankreasgang: Steinentfernung: Mit Laserlithotripsie

Leistungsbereich	OPS-Kode	OPS-Text
Eingriffe Galle, Leber, Pankreas	5-526.2x	Endoskopische Operationen am Pankreasgang: Steinentfernung: Sonstige
Eingriffe Galle, Leber, Pankreas	5-526.3	Endoskopische Operationen am Pankreasgang: Exzision
Eingriffe Galle, Leber, Pankreas	5-526.4	Endoskopische Operationen am Pankreasgang: Destruktion
Eingriffe Galle, Leber, Pankreas	5-526.5	Endoskopische Operationen am Pankreasgang: Einlegen einer Drainage
Eingriffe Galle, Leber, Pankreas	5-526.a	Endoskopische Operationen am Pankreasgang: Dilatation
Eingriffe Galle, Leber, Pankreas	5-526.c	Endoskopische Operationen am Pankreasgang: Blutstillung
Eingriffe Galle, Leber, Pankreas	5-526.d	Endoskopische Operationen am Pankreasgang: Bougierung
Eingriffe Galle, Leber, Pankreas	5-526.e1	Endoskopische Operationen am Pankreasgang: Einlegen einer Prothese: Nicht selbstexpandierend
Eingriffe Galle, Leber, Pankreas	5-526.f1	Endoskopische Operationen am Pankreasgang: Wechsel einer Prothese: Nicht selbstexpandierend
Eingriffe Galle, Leber, Pankreas	8-111.0	Extrakorporale Stoßwellenlithotripsie [ESWL] von Steinen in Gallenblase und Gallengängen: Gallenblase
Eingriffe Galle, Leber, Pankreas	8-111.1	Extrakorporale Stoßwellenlithotripsie [ESWL] von Steinen in Gallenblase und Gallengängen: Gallengänge
Eingriffe Galle, Leber, Pankreas	8-111.x	Extrakorporale Stoßwellenlithotripsie [ESWL] von Steinen in Gallenblase und Gallengängen: Sonstige
Eingriffe Galle, Leber, Pankreas	8-111.y	Extrakorporale Stoßwellenlithotripsie [ESWL] von Steinen in Gallenblase und Gallengängen: N.n.bez.
Eingriffe Galle, Leber, Pankreas	8-112.0	Extrakorporale Stoßwellenlithotripsie [ESWL] von Steinen in sonstigen Organen: Pankreas
Eingriffe Hoden und Nebenhoden	5-582.1	Exzision, Destruktion und Resektion von (erkranktem) Gewebe der Urethra: Resektion, transurethral
Eingriffe Hoden und Nebenhoden	5-611	Operation einer Hydrocele testis
Eingriffe Hoden und Nebenhoden	5-612.0	Exzision und Destruktion von erkranktem Skrotumgewebe: Exzision einer Fistel
Eingriffe Hoden und Nebenhoden	5-612.1	Exzision und Destruktion von erkranktem Skrotumgewebe: Partielle Resektion
Eingriffe Hoden und Nebenhoden	5-612.x	Exzision und Destruktion von erkranktem Skrotumgewebe: Sonstige
Eingriffe Hoden und Nebenhoden	5-612.y	Exzision und Destruktion von erkranktem Skrotumgewebe: N.n.bez.
Eingriffe Hoden und Nebenhoden	5-619	Andere Operationen an Skrotum und Tunica vaginalis testis
Eingriffe Hoden und Nebenhoden	5-622.0	Orchidektomie: Skrotal, ohne Epididymektomie
Eingriffe Hoden und Nebenhoden	5-622.1	Orchidektomie: Skrotal, mit Epididymektomie

Leistungsbereich	OPS-Kode	OPS-Text
Eingriffe Hoden und Nebenhoden	5-622.x	Orchidektomie: Sonstige
Eingriffe Hoden und Nebenhoden	5-622.y	Orchidektomie: N.n.bez.
Eingriffe Hoden und Nebenhoden	5-624.4	Orchidopexie: Mit Funikulolyse
Eingriffe Hoden und Nebenhoden	5-624.5	Orchidopexie: Skrotal
Eingriffe Hoden und Nebenhoden	5-624.x	Orchidopexie: Sonstige
Eingriffe Hoden und Nebenhoden	5-624.y	Orchidopexie: N.n.bez.
Eingriffe Hoden und Nebenhoden	5-625.x	Exploration bei Kryptorchismus: Sonstige
Eingriffe Hoden und Nebenhoden	5-628.3	Implantation, Wechsel und Entfernung einer Hodenprothese: Entfernung
Eingriffe Hoden und Nebenhoden	5-628.x	Implantation, Wechsel und Entfernung einer Hodenprothese: Sonstige
Eingriffe Hoden und Nebenhoden	5-628.y	Implantation, Wechsel und Entfernung einer Hodenprothese: N.n.bez.
Eingriffe Hoden und Nebenhoden	5-629.x	Andere Operationen am Hoden: Sonstige
Eingriffe Hoden und Nebenhoden	5-629.y	Andere Operationen am Hoden: N.n.bez.
Eingriffe Hoden und Nebenhoden	5-630.5	Operative Behandlung einer Varikozele und einer Hydrocele funiculi spermatici: Operation einer Hydrocele funiculi spermatici
Eingriffe Hoden und Nebenhoden	5-630.x	Operative Behandlung einer Varikozele und einer Hydrocele funiculi spermatici: Sonstige
Eingriffe Hoden und Nebenhoden	5-630.y	Operative Behandlung einer Varikozele und einer Hydrocele funiculi spermatici: N.n.bez.
Eingriffe Hoden und Nebenhoden	5-631.0	Exzision im Bereich der Epididymis: Zyste
Eingriffe Hoden und Nebenhoden	5-631.1	Exzision im Bereich der Epididymis: Spermatozele
Eingriffe Hoden und Nebenhoden	5-631.2	Exzision im Bereich der Epididymis: Morgagni-Hydatide
Eingriffe Hoden und Nebenhoden	5-631.x	Exzision im Bereich der Epididymis: Sonstige
Eingriffe Hoden und Nebenhoden	5-631.y	Exzision im Bereich der Epididymis: N.n.bez.
Eingriffe Hoden und Nebenhoden	5-633.0	Epididymektomie: Partiell
Eingriffe Hoden und Nebenhoden	5-633.1	Epididymektomie: Total
Eingriffe Hoden und Nebenhoden	5-633.x	Epididymektomie: Sonstige

2 Hybrid-DRG-Vergütungsvereinbarung

Leistungsbereich	OPS-Kode	OPS-Text
Eingriffe Hoden und Nebenhoden	5-633.y	Epididymektomie: N.n.bez.
Eingriffe Hoden und Nebenhoden	5-634.0	Rekonstruktion des Funiculus spermaticus: Naht (nach Verletzung)
Eingriffe Hoden und Nebenhoden	5-634.1	Rekonstruktion des Funiculus spermaticus: Plastische Rekonstruktion
Eingriffe Hoden und Nebenhoden	5-634.2	Rekonstruktion des Funiculus spermaticus: Rücklagerung bei Torsion
Eingriffe Hoden und Nebenhoden	5-634.x	Rekonstruktion des Funiculus spermaticus: Sonstige
Eingriffe Hoden und Nebenhoden	5-634.y	Rekonstruktion des Funiculus spermaticus: N.n.bez.
Eingriffe Hoden und Nebenhoden	5-639.1	Andere Operationen an Funiculus spermaticus, Epididymis und Ductus deferens: Inzision des Funiculus spermaticus
Eingriffe Hoden und Nebenhoden	5-639.2	Andere Operationen an Funiculus spermaticus, Epididymis und Ductus deferens: Adhäsiolyse des Funiculus spermaticus
Eingriffe Hoden und Nebenhoden	5-639.x	Andere Operationen an Funiculus spermaticus, Epididymis und Ductus deferens: Sonstige
Eingriffe Hoden und Nebenhoden	5-639.y	Andere Operationen an Funiculus spermaticus, Epididymis und Ductus deferens: N.n.bez.
Eingriffe Hoden und Nebenhoden	5-640.4	Operationen am Präputium: Reposition einer Paraphimose in Narkose
Eingriffe Hoden und Nebenhoden	5-641.0	Lokale Exzision und Destruktion von erkranktem Gewebe des Penis: Exzision
Eingriffe Hoden und Nebenhoden	5-641.1	Lokale Exzision und Destruktion von erkranktem Gewebe des Penis: Destruktion
Eingriffe Hoden und Nebenhoden	5-641.x	Lokale Exzision und Destruktion von erkranktem Gewebe des Penis: Sonstige
Eingriffe Hoden und Nebenhoden	5-641.y	Lokale Exzision und Destruktion von erkranktem Gewebe des Penis: N.n.bez.
Eingriffe Hoden und Nebenhoden	5-896.0c	Chirurgische Wundtoilette [Wunddebridement] mit Entfernung von erkranktem Gewebe an Haut und Unterhaut: Kleinflächig: Leisten- und Genitalregion
Eingriffe Hoden und Nebenhoden	5-896.0d	Chirurgische Wundtoilette [Wunddebridement] mit Entfernung von erkranktem Gewebe an Haut und Unterhaut: Kleinflächig: Gesäß
Eingriffe Hoden und Nebenhoden	5-896.xc	Chirurgische Wundtoilette [Wunddebridement] mit Entfernung von erkranktem Gewebe an Haut und Unterhaut: Sonstige: Leisten- und Genitalregion
Eingriffe Hoden und Nebenhoden	5-896.xd	Chirurgische Wundtoilette [Wunddebridement] mit Entfernung von erkranktem Gewebe an Haut und Unterhaut: Sonstige: Gesäß
Eingriffe Hoden und Nebenhoden	5-913.6c	Entfernung oberflächlicher Hautschichten: Hochtourige Dermabrasion, großflächig: Leisten- und Genitalregion

Leistungsbereich	OPS-Kode	OPS-Text
Eingriffe Hoden und Nebenhoden	5-913.6d	Entfernung oberflächlicher Hautschichten: Hochtourige Dermabrasion, großflächig: Gesäß
Eingriffe Hoden und Nebenhoden	5-913.6x	Entfernung oberflächlicher Hautschichten: Hochtourige Dermabrasion, großflächig: Sonstige
Eingriffe Hoden und Nebenhoden	5-913.7c	Entfernung oberflächlicher Hautschichten: Ausbürsten, großflächig: Leisten- und Genitalregion
Eingriffe Hoden und Nebenhoden	5-913.7d	Entfernung oberflächlicher Hautschichten: Ausbürsten, großflächig: Gesäß
Eingriffe Hoden und Nebenhoden	5-913.7x	Entfernung oberflächlicher Hautschichten: Ausbürsten, großflächig: Sonstige
Eingriffe Hoden und Nebenhoden	5-913.8c	Entfernung oberflächlicher Hautschichten: Exkochleation (Entfernung mit scharfem Löffel), großflächig: Leisten- und Genitalregion
Eingriffe Hoden und Nebenhoden	5-913.8d	Entfernung oberflächlicher Hautschichten: Exkochleation (Entfernung mit scharfem Löffel), großflächig: Gesäß
Eingriffe Hoden und Nebenhoden	5-913.8x	Entfernung oberflächlicher Hautschichten: Exkochleation (Entfernung mit scharfem Löffel), großflächig: Sonstige
Eingriffe Hoden und Nebenhoden	5-913.ac	Entfernung oberflächlicher Hautschichten: Laserbehandlung, großflächig: Leisten- und Genitalregion
Eingriffe Hoden und Nebenhoden	5-913.ad	Entfernung oberflächlicher Hautschichten: Laserbehandlung, großflächig: Gesäß
Eingriffe Hoden und Nebenhoden	5-913.ax	Entfernung oberflächlicher Hautschichten: Laserbehandlung, großflächig: Sonstige
Eingriffe Hoden und Nebenhoden	5-913.bc	Entfernung oberflächlicher Hautschichten: Shaving, großflächig: Leisten- und Genitalregion
Eingriffe Hoden und Nebenhoden	5-913.bd	Entfernung oberflächlicher Hautschichten: Shaving, großflächig: Gesäß
Eingriffe Hoden und Nebenhoden	5-913.bx	Entfernung oberflächlicher Hautschichten: Shaving, großflächig: Sonstige
Eingriffe Hoden und Nebenhoden	5-915.4c	Destruktion von erkranktem Gewebe an Haut und Unterhaut: Elektrokaustik, großflächig: Leisten- und Genitalregion
Eingriffe Hoden und Nebenhoden	5-915.4d	Destruktion von erkranktem Gewebe an Haut und Unterhaut: Elektrokaustik, großflächig: Gesäß
Eingriffe Hoden und Nebenhoden	5-915.4x	Destruktion von erkranktem Gewebe an Haut und Unterhaut: Elektrokaustik, großflächig: Sonstige
Eingriffe Hoden und Nebenhoden	5-915.5c	Destruktion von erkranktem Gewebe an Haut und Unterhaut: Laserbehandlung, großflächig: Leisten- und Genitalregion
Eingriffe Hoden und Nebenhoden	5-915.5d	Destruktion von erkranktem Gewebe an Haut und Unterhaut: Laserbehandlung, großflächig: Gesäß
Eingriffe Hoden und Nebenhoden	5-915.5x	Destruktion von erkranktem Gewebe an Haut und Unterhaut: Laserbehandlung, großflächig: Sonstige
Eingriffe Hoden und Nebenhoden	5-915.6c	Destruktion von erkranktem Gewebe an Haut und Unterhaut: Kryochirurgie, großflächig: Leisten- und Genitalregion

2 Hybrid-DRG-Vergütungsvereinbarung

Leistungsbereich	OPS-Kode	OPS-Text
Eingriffe Hoden und Nebenhoden	5-915.6d	Destruktion von erkranktem Gewebe an Haut und Unterhaut: Kryochirurgie, großflächig: Gesäß
Eingriffe Hoden und Nebenhoden	5-915.6x	Destruktion von erkranktem Gewebe an Haut und Unterhaut: Kryochirurgie, großflächig: Sonstige
Eingriffe Hoden und Nebenhoden	5-915.7c	Destruktion von erkranktem Gewebe an Haut und Unterhaut: Infrarotkoagulation, großflächig: Leisten- und Genitalregion
Eingriffe Hoden und Nebenhoden	5-915.7d	Destruktion von erkranktem Gewebe an Haut und Unterhaut: Infrarotkoagulation, großflächig: Gesäß
Eingriffe Hoden und Nebenhoden	5-915.7x	Destruktion von erkranktem Gewebe an Haut und Unterhaut: Infrarotkoagulation, großflächig: Sonstige
Entfernung Harnleitersteine	1-460.0	Transurethrale Biopsie an Harnorganen und Prostata: Nierenbecken
Entfernung Harnleitersteine	1-460.1	Transurethrale Biopsie an Harnorganen und Prostata: Ureter
Entfernung Harnleitersteine	1-460.2	Transurethrale Biopsie an Harnorganen und Prostata: Harnblase
Entfernung Harnleitersteine	5-550.21	Perkutan-transrenale Nephrotomie, Nephrostomie, Steinentfernung, Pyeloplastik und ureterorenoskopische Steinentfernung: Entfernung eines Steines: Ureterorenoskopisch
Entfernung Harnleitersteine	5-550.2x	Perkutan-transrenale Nephrotomie, Nephrostomie, Steinentfernung, Pyeloplastik und ureterorenoskopische Steinentfernung: Entfernung eines Steines: Sonstige
Entfernung Harnleitersteine	5-550.31	Perkutan-transrenale Nephrotomie, Nephrostomie, Steinentfernung, Pyeloplastik und ureterorenoskopische Steinentfernung: Entfernung eines Steines mit Desintegration (Lithotripsie): Ureterorenoskopisch
Entfernung Harnleitersteine	5-550.3x	Perkutan-transrenale Nephrotomie, Nephrostomie, Steinentfernung, Pyeloplastik und ureterorenoskopische Steinentfernung: Entfernung eines Steines mit Desintegration (Lithotripsie): Sonstige
Entfernung Harnleitersteine	5-550.4	Perkutan-transrenale Nephrotomie, Nephrostomie, Steinentfernung, Pyeloplastik und ureterorenoskopische Steinentfernung: Erweiterung des pyeloureteralen Überganges
Entfernung Harnleitersteine	5-550.x	Perkutan-transrenale Nephrotomie, Nephrostomie, Steinentfernung, Pyeloplastik und ureterorenoskopische Steinentfernung: Sonstige
Entfernung Harnleitersteine	5-561.2	Inzision, Resektion und (andere) Erweiterung des Ureterostiums: Inzision, transurethral
Entfernung Harnleitersteine	5-561.5	Inzision, Resektion und (andere) Erweiterung des Ureterostiums: Resektion, transurethral
Entfernung Harnleitersteine	5-562.2	Ureterotomie, perkutan-transrenale und transurethrale Steinbehandlung: Schlingenextraktion
Entfernung Harnleitersteine	5-562.3	Ureterotomie, perkutan-transrenale und transurethrale Steinbehandlung: Einlegen einer Verweilschlinge

Teil II Spezielle sektorengleiche Vergütung nach § 115f SGB V

Leistungsbereich	OPS-Kode	OPS-Text
Entfernung Harnleitersteine	5-562.4	Ureterotomie, perkutan-transrenale und transurethrale Steinbehandlung: Entfernung eines Steines, ureterorenoskopisch
Entfernung Harnleitersteine	5-562.5	Ureterotomie, perkutan-transrenale und transurethrale Steinbehandlung: Entfernung eines Steines, ureterorenoskopisch, mit Desintegration (Lithotripsie)
Entfernung Harnleitersteine	5-562.8	Ureterotomie, perkutan-transrenale und transurethrale Steinbehandlung: Extraktion mit Dormia-Körbchen
Entfernung Harnleitersteine	5-562.9	Ureterotomie, perkutan-transrenale und transurethrale Steinbehandlung: Steinreposition
Entfernung Harnleitersteine	5-563.3	Exzision und Destruktion von erkranktem Gewebe des Ureters, Ureterresektion und Ureterektomie: Exzision von erkranktem Gewebe des Ureters, ureterorenoskopisch
Entfernung Harnleitersteine	5-563.4	Exzision und Destruktion von erkranktem Gewebe des Ureters, Ureterresektion und Ureterektomie: Destruktion von erkranktem Gewebe des Ureters, ureterorenoskopisch
Entfernung Harnleitersteine	5-563.xx	Exzision und Destruktion von erkranktem Gewebe des Ureters, Ureterresektion und Ureterektomie: Sonstige: Sonstige
Entfernung Harnleitersteine	5-563.y	Exzision und Destruktion von erkranktem Gewebe des Ureters, Ureterresektion und Ureterektomie: N.n.bez.
Entfernung Harnleitersteine	5-570.0	Endoskopische Entfernung von Steinen, Fremdkörpern und Tamponaden der Harnblase: Entfernung eines Steines, transurethral, mit Desintegration (Lithotripsie)
Entfernung Harnleitersteine	5-573.0	Transurethrale Inzision, Exzision, Destruktion und Resektion von (erkranktem) Gewebe der Harnblase: Inzision
Entfernung Harnleitersteine	5-573.1	Transurethrale Inzision, Exzision, Destruktion und Resektion von (erkranktem) Gewebe der Harnblase: Inzision des Harnblasenhalses
Entfernung Harnleitersteine	5-573.20	Transurethrale Inzision, Exzision, Destruktion und Resektion von (erkranktem) Gewebe der Harnblase: Exzision: Nicht fluoreszenzgestützt
Entfernung Harnleitersteine	5-573.21	Transurethrale Inzision, Exzision, Destruktion und Resektion von (erkranktem) Gewebe der Harnblase: Exzision: Fluoreszenzgestützt mit Hexaminolävulinsäure
Entfernung Harnleitersteine	5-573.2x	Transurethrale Inzision, Exzision, Destruktion und Resektion von (erkranktem) Gewebe der Harnblase: Exzision: Fluoreszenzgestützt mit sonstigen Substanzen
Entfernung Harnleitersteine	5-573.30	Transurethrale Inzision, Exzision, Destruktion und Resektion von (erkranktem) Gewebe der Harnblase: Destruktion: Durch Radiofrequenzablation
Entfernung Harnleitersteine	5-573.31	Transurethrale Inzision, Exzision, Destruktion und Resektion von (erkranktem) Gewebe der Harnblase: Destruktion: Durch Mikrowellenablation

Leistungsbereich	OPS-Kode	OPS-Text
Entfernung Harnleitersteine	5-573.32	Transurethrale Inzision, Exzision, Destruktion und Resektion von (erkranktem) Gewebe der Harnblase: Destruktion: Durch Elektrokoagulation
Entfernung Harnleitersteine	5-573.3x	Transurethrale Inzision, Exzision, Destruktion und Resektion von (erkranktem) Gewebe der Harnblase: Destruktion: Sonstige
Entfernung Harnleitersteine	5-573.40	Transurethrale Inzision, Exzision, Destruktion und Resektion von (erkranktem) Gewebe der Harnblase: Resektion: Nicht fluoreszenzgestützt
Entfernung Harnleitersteine	5-573.41	Transurethrale Inzision, Exzision, Destruktion und Resektion von (erkranktem) Gewebe der Harnblase: Resektion: Fluoreszenzgestützt mit Hexaminolävulinsäure
Entfernung Harnleitersteine	5-573.4x	Transurethrale Inzision, Exzision, Destruktion und Resektion von (erkranktem) Gewebe der Harnblase: Resektion: Fluoreszenzgestützt mit sonstigen Substanzen
Entfernung Harnleitersteine	5-573.x	Transurethrale Inzision, Exzision, Destruktion und Resektion von (erkranktem) Gewebe der Harnblase: Sonstige
Entfernung Harnleitersteine	5-573.y	Transurethrale Inzision, Exzision, Destruktion und Resektion von (erkranktem) Gewebe der Harnblase: N.n.bez.
Entfernung Harnleitersteine	5-581.0	Plastische Meatotomie der Urethra: Inzision
Entfernung Harnleitersteine	5-581.1	Plastische Meatotomie der Urethra: Meatusplastik
Entfernung Harnleitersteine	5-581.x	Plastische Meatotomie der Urethra: Sonstige
Entfernung Harnleitersteine	5-581.y	Plastische Meatotomie der Urethra: N.n.bez.
Entfernung Harnleitersteine	5-582.1	Exzision, Destruktion und Resektion von (erkranktem) Gewebe der Urethra: Resektion, transurethral
Entfernung Harnleitersteine	5-584.x	Rekonstruktion der Urethra: Sonstige
Entfernung Harnleitersteine	5-584.y	Rekonstruktion der Urethra: N.n.bez.
Entfernung Harnleitersteine	5-585.0	Transurethrale Inzision von (erkranktem) Gewebe der Urethra: Urethrotomia interna, ohne Sicht
Entfernung Harnleitersteine	5-585.1	Transurethrale Inzision von (erkranktem) Gewebe der Urethra: Urethrotomia interna, unter Sicht
Entfernung Harnleitersteine	5-585.2	Transurethrale Inzision von (erkranktem) Gewebe der Urethra: Urethrotomia interna, mit Laser
Entfernung Harnleitersteine	5-585.3	Transurethrale Inzision von (erkranktem) Gewebe der Urethra: Inzision des Sphincter urethrae externus
Entfernung Harnleitersteine	5-585.x	Transurethrale Inzision von (erkranktem) Gewebe der Urethra: Sonstige
Entfernung Harnleitersteine	5-585.y	Transurethrale Inzision von (erkranktem) Gewebe der Urethra: N.n.bez.
Entfernung Harnleitersteine	5-589.2	Andere Operationen an Urethra und periurethralem Gewebe: Inzision von periurethralem Gewebe

Leistungsbereich	OPS-Kode	OPS-Text
Entfernung Harnleitersteine	5-589.3	Andere Operationen an Urethra und periurethralem Gewebe: Exzision von periurethralem Gewebe
Entfernung Harnleitersteine	5-589.4	Andere Operationen an Urethra und periurethralem Gewebe: Adhäsiolyse
Entfernung Harnleitersteine	5-589.x	Andere Operationen an Urethra und periurethralem Gewebe: Sonstige
Entfernung Harnleitersteine	5-589.y	Andere Operationen an Urethra und periurethralem Gewebe: N.n.bez.
Entfernung Harnleitersteine	5-609.3	Andere Operationen an der Prostata: Dilatation der prostatischen Harnröhre
Exzision eines Sinus pilonidalis	5-490.0	Inzision und Exzision von Gewebe der Perianalregion: Inzision
Exzision eines Sinus pilonidalis	5-490.1	Inzision und Exzision von Gewebe der Perianalregion: Exzision
Exzision eines Sinus pilonidalis	5-490.x	Inzision und Exzision von Gewebe der Perianalregion: Sonstige
Exzision eines Sinus pilonidalis	5-490.y	Inzision und Exzision von Gewebe der Perianalregion: N.n.bez.
Exzision eines Sinus pilonidalis	5-491.0	Operative Behandlung von Analfisteln: Inzision (Spaltung)
Exzision eines Sinus pilonidalis	5-491.2	Operative Behandlung von Analfisteln: Fadendrainage
Exzision eines Sinus pilonidalis	5-492.1	Exzision und Destruktion von erkranktem Gewebe des Analkanals: Destruktion, lokal
Exzision eines Sinus pilonidalis	5-891	Inzision eines Sinus pilonidalis
Exzision eines Sinus pilonidalis	5-897.0	Exzision und Rekonstruktion eines Sinus pilonidalis: Exzision
Exzision eines Sinus pilonidalis	5-897.10	Exzision und Rekonstruktion eines Sinus pilonidalis: Plastische Rekonstruktion: Mittelliniennaht
Exzision eines Sinus pilonidalis	5-897.11	Exzision und Rekonstruktion eines Sinus pilonidalis: Plastische Rekonstruktion: Transpositionsplastik
Exzision eines Sinus pilonidalis	5-897.12	Exzision und Rekonstruktion eines Sinus pilonidalis: Plastische Rekonstruktion: Rotations-Plastik
Exzision eines Sinus pilonidalis	5-897.1x	Exzision und Rekonstruktion eines Sinus pilonidalis: Plastische Rekonstruktion: Sonstige
Exzision eines Sinus pilonidalis	5-897.x	Exzision und Rekonstruktion eines Sinus pilonidalis: Sonstige
Exzision eines Sinus pilonidalis	5-897.y	Exzision und Rekonstruktion eines Sinus pilonidalis: N.n.bez.
Lymphknotenbiopsien	1-425.0	(Perkutane) (Nadel-)Biopsie an Lymphknoten, Milz und Thymus: Lymphknoten, zervikal
Lymphknotenbiopsien	1-425.1	(Perkutane) (Nadel-)Biopsie an Lymphknoten, Milz und Thymus: Lymphknoten, supraklavikulär (Virchow-Drüse)
Lymphknotenbiopsien	1-425.2	(Perkutane) (Nadel-)Biopsie an Lymphknoten, Milz und Thymus: Lymphknoten, axillär

2 Hybrid-DRG-Vergütungsvereinbarung

Leistungsbereich	OPS-Kode	OPS-Text
Lymphknotenbiopsien	1-425.3	(Perkutane) (Nadel-)Biopsie an Lymphknoten, Milz und Thymus: Lymphknoten, mediastinal
Lymphknotenbiopsien	1-425.4	(Perkutane) (Nadel-)Biopsie an Lymphknoten, Milz und Thymus: Lymphknoten, paraaortal
Lymphknotenbiopsien	1-425.5	(Perkutane) (Nadel-)Biopsie an Lymphknoten, Milz und Thymus: Lymphknoten, iliakal
Lymphknotenbiopsien	1-425.6	(Perkutane) (Nadel-)Biopsie an Lymphknoten, Milz und Thymus: Lymphknoten, pelvin
Lymphknotenbiopsien	1-425.7	(Perkutane) (Nadel-)Biopsie an Lymphknoten, Milz und Thymus: Lymphknoten, inguinal
Lymphknotenbiopsien	1-425.9	(Perkutane) (Nadel-)Biopsie an Lymphknoten, Milz und Thymus: Thymus
Lymphknotenbiopsien	1-425.x	(Perkutane) (Nadel-)Biopsie an Lymphknoten, Milz und Thymus: Sonstige
Lymphknotenbiopsien	1-426.0	(Perkutane) Biopsie an Lymphknoten, Milz und Thymus mit Steuerung durch bildgebende Verfahren: Lymphknoten, zervikal
Lymphknotenbiopsien	1-426.1	(Perkutane) Biopsie an Lymphknoten, Milz und Thymus mit Steuerung durch bildgebende Verfahren: Lymphknoten, supraklavikulär (Virchow-Drüse)
Lymphknotenbiopsien	1-426.20	(Perkutane) Biopsie an Lymphknoten, Milz und Thymus mit Steuerung durch bildgebende Verfahren: Lymphknoten, axillär: Ohne Markierung
Lymphknotenbiopsien	1-426.21	(Perkutane) Biopsie an Lymphknoten, Milz und Thymus mit Steuerung durch bildgebende Verfahren: Lymphknoten, axillär: Mit Clip-Markierung
Lymphknotenbiopsien	1-426.22	(Perkutane) Biopsie an Lymphknoten, Milz und Thymus mit Steuerung durch bildgebende Verfahren: Lymphknoten, axillär: Mit 1 magnetischen Marker
Lymphknotenbiopsien	1-426.23	(Perkutane) Biopsie an Lymphknoten, Milz und Thymus mit Steuerung durch bildgebende Verfahren: Lymphknoten, axillär: Mit 2 oder mehr magnetischen Markern
Lymphknotenbiopsien	1-426.2x	(Perkutane) Biopsie an Lymphknoten, Milz und Thymus mit Steuerung durch bildgebende Verfahren: Lymphknoten, axillär: Mit sonstiger Markierung
Lymphknotenbiopsien	1-426.3	(Perkutane) Biopsie an Lymphknoten, Milz und Thymus mit Steuerung durch bildgebende Verfahren: Lymphknoten, mediastinal
Lymphknotenbiopsien	1-426.4	(Perkutane) Biopsie an Lymphknoten, Milz und Thymus mit Steuerung durch bildgebende Verfahren: Lymphknoten, paraaortal
Lymphknotenbiopsien	1-426.5	(Perkutane) Biopsie an Lymphknoten, Milz und Thymus mit Steuerung durch bildgebende Verfahren: Lymphknoten, iliakal

Leistungsbereich	OPS-Kode	OPS-Text
Lymphknotenbiopsien	1-426.6	(Perkutane) Biopsie an Lymphknoten, Milz und Thymus mit Steuerung durch bildgebende Verfahren: Lymphknoten, pelvin
Lymphknotenbiopsien	1-426.7	(Perkutane) Biopsie an Lymphknoten, Milz und Thymus mit Steuerung durch bildgebende Verfahren: Lymphknoten, inguinal
Lymphknotenbiopsien	1-426.9	(Perkutane) Biopsie an Lymphknoten, Milz und Thymus mit Steuerung durch bildgebende Verfahren: Thymus
Lymphknotenbiopsien	1-426.a	(Perkutane) Biopsie an Lymphknoten, Milz und Thymus mit Steuerung durch bildgebende Verfahren: Lymphknoten, mesenterial
Lymphknotenbiopsien	1-426.x	(Perkutane) Biopsie an Lymphknoten, Milz und Thymus mit Steuerung durch bildgebende Verfahren: Sonstige
Lymphknotenbiopsien	1-481.4	Biopsie ohne Inzision an Knochen mit Steuerung durch bildgebende Verfahren: Wirbelsäule
Lymphknotenbiopsien	1-586.0	Biopsie an Lymphknoten durch Inzision: Zervikal
Lymphknotenbiopsien	1-586.6	Biopsie an Lymphknoten durch Inzision: Inguinal
Lymphknotenbiopsien	1-586.x	Biopsie an Lymphknoten durch Inzision: Sonstige
Lymphknotenbiopsien	1-586.y	Biopsie an Lymphknoten durch Inzision: N.n.bez.
Lymphknotenbiopsien	5-316.2	Rekonstruktion der Trachea: Verschluss eines Tracheostomas
Lymphknotenbiopsien	5-316.3	Rekonstruktion der Trachea: Erweiterungsplastik eines Tracheostomas
Lymphknotenbiopsien	5-316.6x	Rekonstruktion der Trachea: Beseitigung einer Trachealstenose: Sonstige
Lymphknotenbiopsien	5-316.x	Rekonstruktion der Trachea: Sonstige
Lymphknotenbiopsien	5-316.y	Rekonstruktion der Trachea: N.n.bez.
Lymphknotenbiopsien	5-319.61	Andere Operationen an Larynx und Trachea: Wechsel einer trachealen Schiene (Stent): Auf eine Schiene (Stent), Kunststoff
Lymphknotenbiopsien	5-401.x	Exzision einzelner Lymphknoten und Lymphgefäße: Sonstige
Lymphknotenbiopsien	5-401.y	Exzision einzelner Lymphknoten und Lymphgefäße: N.n.bez.
Ovariektomien	1-470.0	(Perkutane) (Nadel-)Biopsie an weiblichen Genitalorganen: Ovar
Ovariektomien	1-470.1	(Perkutane) (Nadel-)Biopsie an weiblichen Genitalorganen: Tuba(e) uterina(e)
Ovariektomien	1-474.0	(Perkutane) Biopsie an weiblichen Genitalorganen mit Steuerung durch bildgebende Verfahren: Ovar

2 Hybrid-DRG-Vergütungsvereinbarung

Leistungsbereich	OPS-Kode	OPS-Text
Ovariektomien	1-474.1	(Perkutane) Biopsie an weiblichen Genitalorganen mit Steuerung durch bildgebende Verfahren: Tuba(e) uterina(e)
Ovariektomien	1-474.2	(Perkutane) Biopsie an weiblichen Genitalorganen mit Steuerung durch bildgebende Verfahren: Uterus
Ovariektomien	1-559.4	Biopsie an anderen Verdauungsorganen, Peritoneum und retroperitonealem Gewebe durch Inzision: Peritoneum
Ovariektomien	1-570.0	Biopsie an Ovar, Tuba(e) uterina(e) und Ligamenten des Uterus durch Inzision: Ovar
Ovariektomien	1-570.1	Biopsie an Ovar, Tuba(e) uterina(e) und Ligamenten des Uterus durch Inzision: Tuba(e) uterina(e)
Ovariektomien	1-570.2	Biopsie an Ovar, Tuba(e) uterina(e) und Ligamenten des Uterus durch Inzision: Ligamente des Uterus
Ovariektomien	1-673	Diagnostische Hysterosalpingoskopie
Ovariektomien	1-694	Diagnostische Laparoskopie (Peritoneoskopie)
Ovariektomien	1-851	Diagnostische (perkutane) Punktion des Ovars
Ovariektomien	5-469.11	Andere Operationen am Darm: Bridenlösung: Laparoskopisch
Ovariektomien	5-469.21	Andere Operationen am Darm: Adhäsiolyse: Laparoskopisch
Ovariektomien	5-543.42	Exzision und Destruktion von peritonealem Gewebe: Parietale Peritonektomie: Lokal
Ovariektomien	5-574.1	Offen chirurgische und laparoskopische Exzision und Destruktion von (erkranktem) Gewebe der Harnblase: Exzision, laparoskopisch
Ovariektomien	5-574.x	Offen chirurgische und laparoskopische Exzision und Destruktion von (erkranktem) Gewebe der Harnblase: Sonstige
Ovariektomien	5-574.y	Offen chirurgische und laparoskopische Exzision und Destruktion von (erkranktem) Gewebe der Harnblase: N.n.bez.
Ovariektomien	5-593.20	Transvaginale Suspensionsoperation [Zügeloperation]: Mit alloplastischem Material: Spannungsfreies vaginales Band (TVT) oder transobturatorisches Band (TOT, TVT-O)
Ovariektomien	5-593.2x	Transvaginale Suspensionsoperation [Zügeloperation]: Mit alloplastischem Material: Sonstige
Ovariektomien	5-593.x	Transvaginale Suspensionsoperation [Zügeloperation]: Sonstige
Ovariektomien	5-593.y	Transvaginale Suspensionsoperation [Zügeloperation]: N.n.bez.
Ovariektomien	5-650.4	Inzision des Ovars: Endoskopisch (laparoskopisch)
Ovariektomien	5-650.x	Inzision des Ovars: Sonstige
Ovariektomien	5-650.y	Inzision des Ovars: N.n.bez.
Ovariektomien	5-651.82	Lokale Exzision und Destruktion von Ovarialgewebe: Exzisionsbiopsie: Endoskopisch (laparoskopisch)

Leistungsbereich	OPS-Kode	OPS-Text
Ovariektomien	5-651.8x	Lokale Exzision und Destruktion von Ovarialgewebe: Exzisionsbiopsie: Sonstige
Ovariektomien	5-651.92	Lokale Exzision und Destruktion von Ovarialgewebe: Exzision einer Ovarialzyste: Endoskopisch (laparoskopisch)
Ovariektomien	5-651.9x	Lokale Exzision und Destruktion von Ovarialgewebe: Exzision einer Ovarialzyste: Sonstige
Ovariektomien	5-651.a2	Lokale Exzision und Destruktion von Ovarialgewebe: Keilexzision des Ovars: Endoskopisch (laparoskopisch)
Ovariektomien	5-651.ax	Lokale Exzision und Destruktion von Ovarialgewebe: Keilexzision des Ovars: Sonstige
Ovariektomien	5-651.b2	Lokale Exzision und Destruktion von Ovarialgewebe: Destruktion von Endometrioseherden: Endoskopisch (laparoskopisch)
Ovariektomien	5-651.bx	Lokale Exzision und Destruktion von Ovarialgewebe: Destruktion von Endometrioseherden: Sonstige
Ovariektomien	5-651.x2	Lokale Exzision und Destruktion von Ovarialgewebe: Sonstige: Endoskopisch (laparoskopisch)
Ovariektomien	5-651.xx	Lokale Exzision und Destruktion von Ovarialgewebe: Sonstige: Sonstige
Ovariektomien	5-651.y	Lokale Exzision und Destruktion von Ovarialgewebe: N.n.bez.
Ovariektomien	5-652.42	Ovariektomie: Restovariektomie: Endoskopisch (laparoskopisch)
Ovariektomien	5-652.4x	Ovariektomie: Restovariektomie: Sonstige
Ovariektomien	5-652.52	Ovariektomie: Partiell: Endoskopisch (laparoskopisch)
Ovariektomien	5-652.5x	Ovariektomie: Partiell: Sonstige
Ovariektomien	5-652.62	Ovariektomie: Total: Endoskopisch (laparoskopisch)
Ovariektomien	5-652.6x	Ovariektomie: Total: Sonstige
Ovariektomien	5-652.y	Ovariektomie: N.n.bez.
Ovariektomien	5-653.22	Salpingoovariektomie: Einseitige Ovariektomie mit bilateraler Salpingektomie: Endoskopisch (laparoskopisch)
Ovariektomien	5-653.2x	Salpingoovariektomie: Einseitige Ovariektomie mit bilateraler Salpingektomie: Sonstige
Ovariektomien	5-653.32	Salpingoovariektomie: Salpingoovariektomie (ohne weitere Maßnahmen): Endoskopisch (laparoskopisch)
Ovariektomien	5-653.3x	Salpingoovariektomie: Salpingoovariektomie (ohne weitere Maßnahmen): Sonstige
Ovariektomien	5-653.y	Salpingoovariektomie: N.n.bez.
Ovariektomien	5-657.62	Adhäsiolyse an Ovar und Tuba uterina ohne mikrochirurgische Versorgung: Am Peritoneum des weiblichen Beckens: Endoskopisch (laparoskopisch)
Ovariektomien	5-657.6x	Adhäsiolyse an Ovar und Tuba uterina ohne mikrochirurgische Versorgung: Am Peritoneum des weiblichen Beckens: Sonstige

2 Hybrid-DRG-Vergütungsvereinbarung

Leistungsbereich	OPS-Kode	OPS-Text
Ovariektomien	5-657.72	Adhäsiolyse an Ovar und Tuba uterina ohne mikrochirurgische Versorgung: Am Ovar: Endoskopisch (laparoskopisch)
Ovariektomien	5-657.7x	Adhäsiolyse an Ovar und Tuba uterina ohne mikrochirurgische Versorgung: Am Ovar: Sonstige
Ovariektomien	5-657.82	Adhäsiolyse an Ovar und Tuba uterina ohne mikrochirurgische Versorgung: An der Tuba uterina: Endoskopisch (laparoskopisch)
Ovariektomien	5-657.8x	Adhäsiolyse an Ovar und Tuba uterina ohne mikrochirurgische Versorgung: An der Tuba uterina: Sonstige
Ovariektomien	5-657.92	Adhäsiolyse an Ovar und Tuba uterina ohne mikrochirurgische Versorgung: An Ovar und Tuba uterina, kombiniert: Endoskopisch (laparoskopisch)
Ovariektomien	5-657.9x	Adhäsiolyse an Ovar und Tuba uterina ohne mikrochirurgische Versorgung: An Ovar und Tuba uterina, kombiniert: Sonstige
Ovariektomien	5-657.x2	Adhäsiolyse an Ovar und Tuba uterina ohne mikrochirurgische Versorgung: Sonstige: Endoskopisch (laparoskopisch)
Ovariektomien	5-657.xx	Adhäsiolyse an Ovar und Tuba uterina ohne mikrochirurgische Versorgung: Sonstige: Sonstige
Ovariektomien	5-657.y	Adhäsiolyse an Ovar und Tuba uterina ohne mikrochirurgische Versorgung: N.n.bez.
Ovariektomien	5-658.6	Adhäsiolyse an Ovar und Tuba uterina mit mikrochirurgischer Versorgung: Am Peritoneum des weiblichen Beckens
Ovariektomien	5-658.7	Adhäsiolyse an Ovar und Tuba uterina mit mikrochirurgischer Versorgung: Am Ovar
Ovariektomien	5-658.8	Adhäsiolyse an Ovar und Tuba uterina mit mikrochirurgischer Versorgung: An der Tuba uterina
Ovariektomien	5-658.x	Adhäsiolyse an Ovar und Tuba uterina mit mikrochirurgischer Versorgung: Sonstige
Ovariektomien	5-658.y	Adhäsiolyse an Ovar und Tuba uterina mit mikrochirurgischer Versorgung: N.n.bez.
Ovariektomien	5-659.x2	Andere Operationen am Ovar: Sonstige: Endoskopisch (laparoskopisch)
Ovariektomien	5-659.xx	Andere Operationen am Ovar: Sonstige: Sonstige
Ovariektomien	5-659.y	Andere Operationen am Ovar: N.n.bez.
Ovariektomien	5-660.4	Salpingotomie: Endoskopisch (laparoskopisch)
Ovariektomien	5-660.x	Salpingotomie: Sonstige
Ovariektomien	5-660.y	Salpingotomie: N.n.bez.
Ovariektomien	5-661.42	Salpingektomie: Restsalpingektomie: Endoskopisch (laparoskopisch)
Ovariektomien	5-661.4x	Salpingektomie: Restsalpingektomie: Sonstige
Ovariektomien	5-661.52	Salpingektomie: Partiell: Endoskopisch (laparoskopisch)
Ovariektomien	5-661.5x	Salpingektomie: Partiell: Sonstige
Ovariektomien	5-661.62	Salpingektomie: Total: Endoskopisch (laparoskopisch)

Leistungsbereich	OPS-Kode	OPS-Text
Ovariektomien	5-661.6x	Salpingektomie: Total: Sonstige
Ovariektomien	5-661.y	Salpingektomie: N.n.bez.
Ovariektomien	5-665.42	Exzision und Destruktion von erkranktem Gewebe der Tuba uterina: Exzision: Endoskopisch (laparoskopisch)
Ovariektomien	5-665.4x	Exzision und Destruktion von erkranktem Gewebe der Tuba uterina: Exzision: Sonstige
Ovariektomien	5-665.52	Exzision und Destruktion von erkranktem Gewebe der Tuba uterina: Destruktion: Endoskopisch (laparoskopisch)
Ovariektomien	5-665.5x	Exzision und Destruktion von erkranktem Gewebe der Tuba uterina: Destruktion: Sonstige
Ovariektomien	5-665.x2	Exzision und Destruktion von erkranktem Gewebe der Tuba uterina: Sonstige: Endoskopisch (laparoskopisch)
Ovariektomien	5-665.xx	Exzision und Destruktion von erkranktem Gewebe der Tuba uterina: Sonstige: Sonstige
Ovariektomien	5-665.y	Exzision und Destruktion von erkranktem Gewebe der Tuba uterina: N.n.bez.
Ovariektomien	5-669	Andere Operationen an der Tuba uterina
Ovariektomien	5-681.31	Exzision und Destruktion von erkranktem Gewebe des Uterus: Exzision sonstigen erkrankten Gewebes des Uterus: Vaginal, laparoskopisch assistiert
Ovariektomien	5-681.32	Exzision und Destruktion von erkranktem Gewebe des Uterus: Exzision sonstigen erkrankten Gewebes des Uterus: Endoskopisch (laparoskopisch)
Ovariektomien	5-681.4	Exzision und Destruktion von erkranktem Gewebe des Uterus: Morcellieren des Uterus als Vorbereitung zur Uterusexstirpation
Ovariektomien	5-681.53	Exzision und Destruktion von erkranktem Gewebe des Uterus: Endometriumablation: Hochfrequenzablation
Ovariektomien	5-681.83	Exzision und Destruktion von erkranktem Gewebe des Uterus: Entfernung eines oder mehrerer Myome ohne ausgedehnte Naht des Myometriums: Hysteroskopisch
Ovariektomien	5-681.86	Exzision und Destruktion von erkranktem Gewebe des Uterus: Entfernung eines oder mehrerer Myome ohne ausgedehnte Naht des Myometriums: Vaginal
Ovariektomien	5-681.8x	Exzision und Destruktion von erkranktem Gewebe des Uterus: Entfernung eines oder mehrerer Myome ohne ausgedehnte Naht des Myometriums: Sonstige
Ovariektomien	5-681.93	Exzision und Destruktion von erkranktem Gewebe des Uterus: Entfernung eines oder mehrerer Myome mit ausgedehnter Naht des Myometriums: Hysteroskopisch
Ovariektomien	5-681.96	Exzision und Destruktion von erkranktem Gewebe des Uterus: Entfernung eines oder mehrerer Myome mit ausgedehnter Naht des Myometriums: Vaginal
Ovariektomien	5-681.9x	Exzision und Destruktion von erkranktem Gewebe des Uterus: Entfernung eines oder mehrerer Myome mit ausgedehnter Naht des Myometriums: Sonstige

2 Hybrid-DRG-Vergütungsvereinbarung

Leistungsbereich	OPS-Kode	OPS-Text
Ovariektomien	5-683.01	Uterusexstirpation [Hysterektomie]: Ohne Salpingoovariektomie: Vaginal
Ovariektomien	5-683.0x	Uterusexstirpation [Hysterektomie]: Ohne Salpingoovariektomie: Sonstige
Ovariektomien	5-683.x1	Uterusexstirpation [Hysterektomie]: Sonstige: Vaginal
Ovariektomien	5-683.xx	Uterusexstirpation [Hysterektomie]: Sonstige: Sonstige
Ovariektomien	5-683.y	Uterusexstirpation [Hysterektomie]: N.n.bez.
Ovariektomien	5-692.02	Exzision und Destruktion von erkranktem Gewebe der Parametrien: Exzision: Endoskopisch (laparoskopisch)
Ovariektomien	5-692.0x	Exzision und Destruktion von erkranktem Gewebe der Parametrien: Exzision: Sonstige
Ovariektomien	5-692.12	Exzision und Destruktion von erkranktem Gewebe der Parametrien: Destruktion: Endoskopisch (laparoskopisch)
Ovariektomien	5-692.1x	Exzision und Destruktion von erkranktem Gewebe der Parametrien: Destruktion: Sonstige
Ovariektomien	5-692.x2	Exzision und Destruktion von erkranktem Gewebe der Parametrien: Sonstige: Endoskopisch (laparoskopisch)
Ovariektomien	5-692.xx	Exzision und Destruktion von erkranktem Gewebe der Parametrien: Sonstige: Sonstige
Ovariektomien	5-692.y	Exzision und Destruktion von erkranktem Gewebe der Parametrien: N.n.bez.
Ovariektomien	5-699.x	Andere Operationen an Uterus und Parametrien: Sonstige
Ovariektomien	5-705.x	Konstruktion und Rekonstruktion der Vagina: Sonstige
Ovariektomien	5-705.y	Konstruktion und Rekonstruktion der Vagina: N.n.bez.
Ovariektomien	8-157.0	Therapeutische perkutane Punktion von weiblichen Genitalorganen: Ovar

Teil II Spezielle sektorengleiche Vergütung nach § 115f SGB V

Anlage 2: Hybrid-DRG gemäß § 3 für das Jahr 2025

Leistungs-bereich	Hybrid-DRG	Bezeichnung der Hybrid-DRG	Fallpauschale der Hybrid-DRG ohne postoperative Nachbehandlung im Krankenhaus (Spalte A) in Euro	Fallpauschale der Hybrid-DRG zuzüglich postoperativer Nachbehandlung im Krankenhaus (Spalte B) in Euro
Arthrodese (Versteifung) der Zehengelenke	I20N	Hybrid-DRG der DRG I20E (Andere Eingriffe am Fuß oder chronische Polyarthritis oder Diabetes Mellitus mit Komplikationen oder Alter < 16 Jahre)	1.095,02	1.125,02
Arthrodese (Versteifung) der Zehengelenke	I20M	Hybrid-DRG der DRG I20F (Eingriffe am Fuß ohne komplexe Eingriffe oder komplizierende Faktoren, Alter > 15 Jahre)	1.014,94	1.044,94
Bestimmte Hernienoperationen	G09N	Hybrid-DRG der DRG G09Z (Beidseitige Eingriffe bei Leisten- und Schenkelhernien, Alter > 55 Jahre oder komplexe Herniotomien oder Operation einer Hydrocele testis oder andere kleine Eingriffe an Dünn- und Dickdarm)	2.227,33	2.257,33
Bestimmte Hernienoperationen	G24N	Hybrid-DRG der DRG G24B (Eingriffe bei Hernien ohne plastische Rekonstruktion der Bauchwand, mit beidseitigem oder komplexem Eingriff oder Alter < 14 Jahre mit äußerst schweren oder schweren CC)	2.000,81	2.030,81
Bestimmte Hernienoperationen	G24M	Hybrid-DRG der DRG G24C (Eingriffe bei Hernien ohne plastische Rekonstruktion der Bauchwand, ohne beidseitigen Eingriff, ohne komplexen Eingriff, Alter > 13 Jahre oder ohne äußerst schwere oder schwere CC)	1.852,71	1.882,71

2 Hybrid-DRG-Vergütungsvereinbarung

Leistungs-bereich	Hybrid-DRG	Bezeichnung der Hybrid-DRG	Fallpauschale der Hybrid-DRG ohne postoperative Nachbehandlung im Krankenhaus (Spalte A) in Euro	Fallpauschale der Hybrid-DRG zuzüglich postoperativer Nachbehandlung im Krankenhaus (Spalte B) in Euro
Eingriffe an Analfisteln	G26N	Hybrid-DRG der DRG G26A (Andere Eingriffe am Anus oder Anoproktoplastik und Rekonstruktion von Anus und Sphinkter bei Analfissuren und Hämorrhoiden, Alter < 18 Jahre oder mit komplexer Diagnose oder mit kleinem Eingriff am Rektum)	961,98	991,98
Eingriffe an Analfisteln	G26M	Hybrid-DRG der DRG G26B (Andere Eingriffe am Anus oder Anoproktoplastik und Rekonstruktion von Anus und Sphinkter bei Analfissuren und Hämorrhoiden, Alter > 17 Jahre, ohne komplexe Diagnose, ohne kleinen Eingriff am Rektum)	929,36	959,36
Eingriffe Galle, Leber, Pankreas	H41N	Hybrid-DRG der DRG H41D (Andere aufwendige ERCP oder bestimmter endoskopischer Eingriff ohne bestimmte BNB)	1.641,24	1.671,24
Eingriffe Galle, Leber, Pankreas	H41M	Hybrid-DRG der DRG H41F (Andere ERCP ohne bestimmte oder andere aufwendige ERCP, Alter > 15 Jahre, ohne bestimmte BNB oder bestimmte Pankreatitis)	1.380,29	1.410,29
Eingriffe Hoden und Nebenhoden	M04N	Hybrid-DRG der DRG M04C (Eingriffe am Hoden mit mäßig komplexem Eingriff, Alter < 3 Jahre oder mit schweren CC oder beidseitigem Hodenhochstand, Alter < 14 Jahre)	1.587,87	1.617,87
Eingriffe Hoden und Nebenhoden	M04M	Hybrid-DRG der DRG M04D (Eingriffe am Hoden ohne äußerst schwere CC, ohne bestimmten Eingriff, ohne mäßig komplexen Eingriff oder Alter > 2 Jahre, ohne schwere CC oder ohne beidseitigen Hodenhochstand oder Alter > 13 Jahre)	1.445,25	1.475,25

Leistungs-bereich	Hybrid-DRG	Bezeichnung der Hybrid-DRG	Fallpauschale der Hybrid-DRG ohne postoperative Nachbehandlung im Krankenhaus (Spalte A) in Euro	Fallpauschale der Hybrid-DRG zuzüglich postoperativer Nachbehandlung im Krankenhaus (Spalte B) in Euro
Eingriffe Hoden und Nebenhoden	M05N	Hybrid-DRG der DRG M05Z (Zirkumzision, andere Eingriffe am Penis oder großflächige Ablationen der Haut)	1.171,39	1.201,39
Entfernung von Harnleitersteinen	L17N	Hybrid-DRG der DRG L17B (Andere Eingriffe an der Urethra außer bei Para- / Tetraplegie, kleine Eingriffe an den Harnorganen, ohne bestimmte Eingriffe an der Urethra, Alter > 15 Jahre)	1.356,45	1.386,45
Entfernung von Harnleitersteinen	L20N	Hybrid-DRG der DRG L20B (Transurethrale Eingriffe außer Prostataresektion und komplexe Ureterorenoskopien oder bestimmte Eingriffe an den Harnorganen, ohne äußerst schwere CC oder Alter < 16 Jahre oder Alter > 89 Jahre)	1.999,51	2.029,51
Entfernung von Harnleitersteinen	L20M	Hybrid-DRG der DRG L20C (Transurethrale Eingriffe außer Prostataresektion und komplexe Ureterorenoskopien oder bestimmte Eingriffe an den Harnorganen, ohne äußerst schwere CC oder Alter > 15 Jahre oder Alter < 90 Jahre)	1.525,54	1.555,54
Exzision eines Sinus pilonidalis	J09N	Hybrid-DRG der DRG J09B (Eingriffe bei Sinus pilonidalis und perianal, Alter > 15 Jahre)	1.199,83	1.229,83
Lymphknotenbiopsien	E02N	Hybrid-DRG der DRG E02E (Andere OR-Prozeduren an den Atmungsorganen, Alter > 17 J., ohne best. Eingriff an Larynx oder Trachea, ohne mäßig aufwendigen Eingriff, ohne äußerst schwere CC, ohne endoskop. Lungenvolumenreduktion, ohne andere mäßig kompl. Eingriffe, ein Belegungstag)	1.880,22	1.910,22

2 Hybrid-DRG-Vergütungsvereinbarung

Leistungsbereich	Hybrid-DRG	Bezeichnung der Hybrid-DRG	Fallpauschale der Hybrid-DRG ohne postoperative Nachbehandlung im Krankenhaus (Spalte A) in Euro	Fallpauschale der Hybrid-DRG zuzüglich postoperativer Nachbehandlung im Krankenhaus (Spalte B) in Euro
Lymphknotenbiopsien	Q03N	Hybrid-DRG der DRG Q03B (Kleine Eingriffe bei Krankheiten des Blutes, der blutbildenden Organe und des Immunsystems, Alter > 9 Jahre)	1.693,16	1.723,16
Lymphknotenbiopsien	R14N	Hybrid-DRG der DRG R14Z (Andere hämatologische und solide Neubildungen mit anderen OR- Prozeduren ohne äußerst schwere oder schwere CC oder Therapie mit offenen Nukliden bei hämatologischen und soliden Neubildungen, mehr als ein Belegungstag)	1.484,37	1.514,37
Ovariektomien	N05N	Hybrid-DRG der DRG N05B (Ovariektomien und komplexe Eingriffe an den Tubae uterinae außer bei bösartiger Neubildung, ohne äußerst schwere oder schwere CC oder anderer Eingriff an der Harnblase oder Adhäsiolyse, Alter > 15 Jahre)	1.712,81	1.742,81
Ovariektomien	N07N	Hybrid-DRG der DRG N07A (Andere Eingriffe an Uterus und Adnexen oder bestimmten Hernien außer bei bösartiger Neubildung, mit komplexer Diagnose oder bestimmte Eingriffe am Uterus oder kleine rekonstruktive Eingriffe an den weiblichen Geschlechtsorganen, mit bestimmtem Eingriff)	1.722,32	1.752,32
Ovariektomien	N25N	Hybrid-DRG der DRG N25Z (Andere Eingriffe an Uterus und Adnexen oder bestimmten Hernien außer bei bösartiger Neubildung, ohne komplexe Diagnose oder andere kleine Eingriffe an den weiblichen Geschlechtsorganen, Alter > 13 Jahre)	1.568,91	1.598,91

Teil II Spezielle sektorengleiche Vergütung nach § 115f SGB V

3 Hybrid-DRG-Umsetzungsvereinbarung

Vereinbarung zur Umsetzung des Abrechnungsverfahrens der speziellen sektorengleichen Vergütung gemäß § 115f SGB V (Hybrid-DRG) im Rahmen der Datenübermittlung gemäß § 301 Absätze 1 und 2 SGB V (Hybrid-DRG-Umsetzungsvereinbarung)

vom 18.12.2024

zwischen

dem GKV-Spitzenverband, Berlin und

der Deutschen Krankenhausgesellschaft e. V., Berlin

Präambel

Durch das Gesetz zur Pflegepersonalbemessung im Krankenhaus sowie zur Anpassung weiterer Regelungen im Krankenhauswesen und in der Digitalisierung (Krankenhauspflegeentlastungsgesetz – KHPflEG) vom 20.12.2022 (BGBl. I, Seite 2793) wurde die spezielle sektorengleiche Vergütung neu in das SGB V aufgenommen.

Der GKV-Spitzenverband, die Kassenärztliche Bundesvereinigung und die Deutsche Krankenhausgesellschaft (nachfolgend: die Vertragsparteien) haben in der Hybrid-DRG-Vergütungsvereinbarung vom 18.12.2024 die Grundlage der speziellen sektorengleichen Vergütung sowie die Auswahl von Leistungen, für die diese Vergütung erfolgt, vereinbart.

Die Vertragsparteien treffen in dieser Vereinbarung Regelungen zur Umsetzung des Abrechnungsverfahrens der speziellen sektorengleichen Vergütung gemäß § 115f SGB V (Hybrid-DRG) im Rahmen der Datenübermittlung gemäß § 301 Absätze 1 und 2 SGB V.

§ 1
Grundlagen der Abrechnung

(1) Für eine Abrechnung der in der Anlage 1 der Hybrid-DRG-Vergütungsvereinbarung vom 18.12.2024 genannten Leistung mit einer in Anlage 2 genannten Fallpauschale gelten die Regelungen der Hybrid-DRG-Vergütungsvereinbarung vom 18.12.2024.

(2) Eine Abrechnung für die in der Anlage 1 der Hybrid-DRG-Vergütungsvereinbarung vom 18.12.2024 genannten Leistungen über die Vergütungssystematik für Leistungen des Vertrages nach § 115b SGB V ist ausgeschlossen.

(3) Wird ein Patient oder eine Patientin, für die eine Hybrid-DRG gemäß der Anlage 2 der Hybrid-DRG-Vergütungsvereinbarung vom 18.12.2024 abrechenbar ist, am Tag der Entlassung in unmittelbarem Zusammenhang mit der Leistungserbringung gemäß § 115f SGB V zur vollstationären Krankenhausbehandlung wiederaufgenommen, sind die Falldaten der Aufenthalte zusammenzufassen. Das sich aus der

Neugruppierung der zusammengefassten Falldaten nach Satz 1 ergebende Entgelt ist dann entsprechend den maßgeblichen vergütungsrechtlichen Vorgaben abzurechnen.

§ 2
Datenübermittlung zu Abrechnungszwecken

(1) Die Krankenhäuser verwenden zur Abrechnung der Vergütung nach § 1 den Datenaustausch nach § 301 Absatz 3 SGB V.

(2) Hybrid-DRG-Fälle, die in das Krankenhaus aufgenommen werden, verwenden zur Abrechnung einen gemäß Absatz 4 gesondert zu vereinbarenden neuen Aufnahmegrund („12' „Krankenhausbehandlung nach § 115f SGB V").

(3) Das Nähere zur elektronischen Übermittlung vereinbaren die Vertragsparteien in der Vereinbarung zur Datenübermittlungsverfahren gemäß § 301 SGB V zu Abrechnungszwecken.

§ 3
Umsetzung im Pflegebudget gemäß § 6a KHEntgG

Pflegekosten der unmittelbaren Patientenversorgung auf bettenführenden Stationen sind in der Kalkulation der Hybrid-DRG unberücksichtigt geblieben. Aus diesem Grund bleibt das Pflegebudget gemäß § 6a KHEntgG des Krankenhauses durch die Abrechnung der Hybrid-DRG unberührt. Es gelten die Vorgaben zur Abgrenzung nach Anlage 3 der Pflegepersonalkostenabgrenzungsvereinbarung 2025.

§ 4
Zuzahlungen gemäß § 39 Absatz 4 SGB V

Die Zuzahlungsregelungen für vollstationäre Krankenhausbehandlung gemäß § 39 Absatz 4 SGB V finden bei der Abrechnung von Leistungen nach der Hybrid-DRG-Vergütungsvereinbarung vom 18.12.2024 keine Anwendung.

§ 5
Entlassmanagement gemäß § 39 Absatz 1a SGB V

Das Entlassmanagement gemäß § 39 Absatz 1a SGB V ist Bestandteil der Leistungserbringung nach der Hybrid-DRG-Vergütungsvereinbarung vom 18.12.2024. Näheres regelt der Rahmenvertrag Entlassmanagement.

§ 6
Zahlungsfrist

Die von den Krankenhäusern auf Grundlage der Hybrid-DRG-Vergütungsvereinbarung vom 18.12.2024 erbrachten und in Rechnung gestellten Leistungen sind von den Krankenkassen innerhalb von fünf Tagen nach § 109 Absatz 5 SGB V nach Rechnungseingang zu begleichen. Als Tag der Zahlung gilt der Tag der Übergabe des Überweisungsauftrags an ein Geldinstitut oder der Versendung von Zahlungsmitteln

Teil II Spezielle sektorengleiche Vergütung nach § 115f SGB V

an das Krankenhaus. Ist der Fälligkeitstag ein Samstag, Sonntag oder gesetzlicher Feiertag, so verschiebt er sich auf den nächstfolgenden Arbeitstag.

§ 7
Salvatorische Klausel

Sollten einzelne Klauseln oder eine Bestimmung dieses Vertrages ganz oder teilweise unwirksam sein oder werden, so wird hierdurch die Wirksamkeit des Vertrages im Übrigen nicht berührt. Die Vertragsparteien werden die ungültige Bestimmung durch eine wirksame Bestimmung ersetzen, die dem Zweck der ungültigen Bestimmung möglichst nahekommt.

§ 8
Inkrafttreten

Diese Vereinbarung tritt mit Wirkung zum 01.01.2025 in Kraft und gilt für Hybrid-DRG-Fälle mit Aufnahme der Patientin oder des Patienten vom 01.01.2025 bis zum 31.12.2025.

4 Umsetzungshinweise zur Leistungserbringung gemäß § 115f SGB V

4.1 Einleitung

Durch das Krankenhauspflegeentlastungsgesetz (KHPflEG) vom 20.12.2022 (BGBl. I, Seite 2793) wurde § 115f SGB V neu in das SGB V aufgenommen. Dort ist eine spezielle sektorengleiche Vergütung für bestimmte in einem Katalog genannte Leistungen vorgesehen, die unabhängig davon erfolgt, ob die vergütete Leistung ambulant oder stationär mit Übernachtung erbracht wird.

Gemäß § 115f Abs. 1 Satz 1 SGB V sind die Kassenärztliche Bundesvereinigung (KBV), der GKV-Spitzenverband (GKV-SV) und die Deutsche Krankenhausgesellschaft (DKG) als Selbstverwaltungspartner auf der Bundesebene verpflichtet, die spezielle sektorengleiche Vergütung sowie den Leistungskatalog für die Leistungserbringung nach § 115f SGB V zu vereinbaren.

4.1.1 Leistungserbringung gemäß § 115f SGB V im Jahr 2024

Im Jahr 2023 scheiterten die diesbezüglichen Verhandlungen auf der Bundesebene, so dass das Bundesministerium für Gesundheit (BMG) nach den damaligen gesetzlichen Regelungen für das Jahr 2024 mit einer entsprechenden Ersatzvornahme beauftragt war. Die diesbezügliche Hybrid-DRG-Verordnung wurde am 21.12.2023 im Bundesgesetzblatt veröffentlicht (BGBl. 2023 I Nr. 380). Die Verordnung trat am 01.01.2024 in Kraft und am 31.12.2024 außer Kraft. Parallel zur Hybrid-DRG-Verordnung verständigten sich GKV-SV und DKG für das Jahr 2024 auf eine Vereinbarung zur Umsetzung des Abrechnungsverfahrens der speziellen sektorengleichen Vergütung gemäß § 115f SGB V im Rahmen der Datenübermittlung gemäß § 301 Abs. 1 und 2 SGB V (Hybrid-DRG-Umsetzungsvereinbarung vom 06.02.2024). In der Vereinbarung wurden die Grundlagen der Abrechnung der Hybrid-DRG sowie die Vorgehensweise bei der Datenübermittlung zu Abrechnungszwecken geregelt.

Gemäß § 1 Abs. 3 Satz 3 KHEntgG werden die nach § 115f Abs. 1 Satz 1 Nr. 2 SGB V vereinbarten oder nach § 115f Abs. 4 Satz 2 oder Satz 5 SGB V bestimmten Leistungen für alle Benutzer und Benutzerinnen des Krankenhauses einheitlich nach § 115f SGB V vergütet. Für den Leistungsbereich der Privaten Krankenversicherung (PKV) wurde daher zwischen DKG und PKV-Verband eine eigene Umsetzungsvereinbarung (PKV-Hybrid-DRG-Umsetzungsvereinbarung vom 06.02.2024) abgeschlossen. Beide Vereinbarungen traten rückwirkend zum 01.01.2024 in Kraft und galten für Hybrid-DRG-Fälle mit Aufnahme der Patientin oder des Patienten vom 01.01.2024 bis zum 31.12.2024, damit auch nach dem 31.12.2024 eine Abrechnung nach den Regelungen der jeweiligen Umsetzungsvereinbarungen für zum Jahresende aufgenommene Patienten erfolgen konnte.

Darüber hinaus erfolgten Gespräche zwischen dem Spitzenverband der Deutschen Gesetzlichen Unfallversicherung (DGUV) und der DKG, um auch für den Bereich der Unfallversicherung eine entsprechende Abrede zu treffen. Um Krankenhäusern die

Abrechnung von Leistungen, die der speziellen sektorengleichen Vergütung gemäß § 115f SGB V (Hybrid-DRG) unterfallen, auch für den Bereich der Unfallversicherung zu ermöglichen, wurde in 2024 die zwischen DGUV und DKG geschlossene „Rahmenvereinbarung über die Behandlung von Versicherten der Träger der gesetzlichen Unfallversicherung" um diesen Tatbestand erweitert.

Zusätzlich dazu wurde zwischen GKV-SV und KBV mit Datum vom 07.03.2024 eine Hybrid-DRG-Abrechnungsvereinbarung geschlossen, welche Regelungen zur technischen Ausgestaltung des Abrechnungsverfahrens sowie zu einer Übergangsregelung beinhaltete. Für Krankenhäuser ist diese Abrechnungsvereinbarung in den Bereichen von Interesse, in denen sie an der vertragsärztlichen Versorgung teilnehmen, beispielsweise durch krankenhauseigene Medizinische Versorgungszentren oder ermächtigte Krankenhausärzte.

4.1.2 Leistungserbringung gemäß § 115f SGB V im Jahr 2025

Darüber hinaus waren die Selbstverwaltungspartner auf der Bundesebene gemäß § 115f Abs. 2 Satz 2 SGB V alte Fassung verpflichtet, die Auswahl von Leistungen nach § 115f Abs. 1 Satz 1 Nr. 2 SGB V im Abstand von jeweils zwei Jahren, und zwar erstmals spätestens bis zum 31.03.2024, zu überprüfen und, sofern erforderlich, anzupassen. Dieser Verpflichtung kamen KBV, GKV-SV und DKG mit der Hybrid-DRG-Vereinbarung nach, die zum 01.04.2024 in Kraft trat. Diese Vereinbarung regelt das Nähere zur Leistungsauswahl sowie zur Kalkulation von Hybrid-DRG-Fallpauschalen, die vom 01.01.2025 bis 31.12.2025 gelten sollen. Dadurch wurden die grundsätzlichen Vorgaben für die Beauftragung des in § 87 Absatz 1 Satz 1 SGB V genannten Instituts des Bewertungsausschusses (InBA) und des Instituts für das Entgeltsystem im Krankenhaus (InEK) geschaffen.

Die Leistungsauswahl und das Berechnungsschema für die Kalkulation wurden im Oktober 2024 nochmals angepasst. Die Vertragsparteien KBV, GKV-SV und DKG haben hierzu eine „Änderungsvereinbarung der Anlagen (Leistungskatalog und Berechnungsschema) der Vereinbarung über den Leistungskatalog gemäß §115f Abs. 1 Satz 1 Nr.2 SGB V in Verbindung mit § 115f Abs.2 Satz 2 SGB V (Hybrid-DRG-Vereinbarung) vom 27.03.2024" geschlossen. Diese beinhaltete eine Aktualisierung der Anlage 1 (OPS-Kodes) sowie der Anlage 2 (Berechnungsschema).

Für eine Anschlussregelung, die an die Stelle der am 31.12.2024 außer Kraft getretenen Hybrid-DRG-Verordnung des BMG tritt, wurde von den Vertragsparteien KBV, GKV-SV und DKG mit Wirkung zum 01.01.2025 die „Vereinbarung zu der speziellen sektorengleichen Vergütung (Hybrid-DRG) gemäß § 115f SGB V für das Jahr 2025 (Hybrid-DRG-Vergütungsvereinbarung) vom 18.12.2024" geschlossen. Diese beinhaltet in Anlage 1 (Leistungskatalog) die Leistungen, für die eine spezielle sektorengleiche Vergütung ab dem Jahr 2025 gilt und in Anlage 2 die leistungsbezogene spezielle sektorengleiche Vergütung für diese Leistungen in Form von Fallpauschalen.

Darüber hinaus wurde am 18.12.2024 zwischen GKV-SV und DKG eine Vereinbarung zur Umsetzung des Abrechnungsverfahrens der speziellen sektorengleichen Vergütung gemäß § 115f SGB V (Hybrid-DRG-Umsetzungsvereinbarung) für das Jahr 2025 geschlossen, die die vorherige Hybrid-DRG-Umsetzungsvereinbarung mit Geltung für Hybrid-DRG-Fälle mit Aufnahme bis zum 31.12.2024, ablöste. Parallel hierzu wurde auch für den Leistungsbereich der Privaten Krankenversicherung (PKV) zwischen DKG und PKV-Verband für das Jahr 2025 wiederum eine eigene Umsetzungsvereinbarung (PKV-Hybrid-DRG-Umsetzungsvereinbarung vom 18.12.2024) abgeschlossen. Die bilateral zwischen KBV und GKV-SV vereinbarte Hybrid-DRG-Abrechnungsvereinbarung gilt weiterhin fort.

4.1.3 Leistungserbringung gemäß § 115f SGB V ab 2026

Durch das Krankenhausversorgungsverbesserungsgesetz (KHVVG) vom 05.12.2024 (BGBl. 2024 I Nr. 400) wurden in § 115f SGB V zusätzliche umfangreiche Anpassungen vorgenommen, die erst über einen Änderungsantrag in das Gesetzgebungsverfahren eingebracht wurden und mit weitreichenden Folgen für die Krankenhäuser und die begonnene Ambulantisierung von bisher vollstationär erbrachten Krankenhausfällen verbunden sein werden. Wesentliche neue Inhalte sind unter anderem:

- Umstellung der bisherigen zweijährlichen Überprüfung und ggf. Anpassung der Leistungen des Hybrid-DRG-Kataloges auf eine jährliche Überprüfung und ggf. Anpassung,
- Vorgabe von Fallzahlen in Millionenhöhe, die zukünftig über Hybrid-DRG vergütet werden,
- schrittweise Absenkung der Vergütungen auf das Niveau der Vergütung der nach § 115b SGB V vereinbarten Leistungen bis 2030,
- Klarstellung in § 115f Abs. 1 Satz 1 Nr. 2 SGB V, dass die für diesen Bereich vereinbarten Leistungen ausschließlich mit der Hybrid-DRG abgerechnet werden können und eine Abrechnung beispielsweise nach dem einheitlichen Bewertungsmaßstab für ärztliche Leistungen (EBM) oder dem stationären Fallpauschalensystem nicht möglich ist; es gilt ein Abrechnungsausschluss anderer als der speziellen sektorengleichen Vergütungen (vgl. BT-Drucksache 20/13407 vom 16.10.2024, Seite 287),
- Wegfall der bisherigen Kriterien „kurze Verweildauer" und „geringer klinischer Komplexitätsgrad" zur Leistungsauswahl; nunmehr lediglich Vorgabe, dass Leistungen für Menschen, die das 18. Lebensjahr nicht vollendet haben und Leistungen für Menschen mit Behinderungen nicht ausgewählt werden sollen,
- Übertragung von bisher bei den Vertragsparteien angesiedelten Aufgaben zur Vorbereitung der Leistungsauswahl und Entwicklung eines Kalkulationskonzepts an das Institut für das Entgeltsystem im Krankenhaus (InEK) und das Institut des Bewertungsausschusses (InBA),
- Vereinbarung der Leistungsauswahl jährlich bis zum 31. März des jeweiligen Kalenderjahres und Vereinbarung der speziellen sektorengleichen Vergütung bis zum 30. Juni eines jeden Kalenderjahres jeweils mit Wirkung ab dem 01. Januar des folgenden Kalenderjahres,

- Einführung eines Konfliktlösungsmechanismus über den ergänzten erweiterten Bewertungsausschuss, wenn Vereinbarungen durch die Vertragsparteien ganz oder teilweise nicht oder nicht fristgerecht zustande kommen.

Die Umsetzung der neuen Vorgaben erfolgt derzeit (im Jahr 2025) mit Wirkung für die Leistungserbringung gemäß § 115f SGB V ab 2026.

Einige der Fragen, die sich im Zusammenhang mit der Leistungserbringung gemäß § 115f SGB V im Jahr 2025 stellen, werden durch die Hybrid-DRG-Vergütungsvereinbarung und die Hybrid-DRG-Umsetzungsvereinbarung geklärt. Es gibt darüber hinaus aber zahlreiche weitere Fragen, die einer Klärung bzw. Einschätzung bedürfen.

4.2 Rechtliche Einordnung der § 115f-Leistungen der Krankenhäuser

Eine zentrale Fragestellung ist zunächst die rechtliche Einordnung der Leistungserbringung der Krankenhäuser gemäß § 115f SGB V und die Frage, ob diese eher dem ambulanten oder dem stationären Leistungsgeschehen zuzuordnen sind. Der Gesetzeswortlaut von § 115f SGB V trifft hierzu keine Festlegungen, da lediglich die spezielle sektorengleiche Vergütung als neue Vergütungsform im SGB V implementiert wurde. Durch diese Vorgehensweise erfolgte auch keine Ausgestaltung der Leistungserbringung gemäß § 115f SGB V als neuer eigenständiger Leistungsbereich, da letztlich „nur" eine neue Vergütungsform etabliert wurde, die sonstigen Rahmenbedingungen eines neuen Leistungsbereichs jedoch nicht ausgestaltet wurden.

Im Ergebnis sorgt die fehlende Ausgestaltung des § 115f SGB V für umfangreiche Auslegungsnotwendigkeiten, um die entsprechenden Regelungslücken zu füllen. Dies betrifft insbesondere die rechtliche Einordnung der Leistungserbringung der Krankenhäuser, da sich anhand dieser Einordnung auch zahlreiche weitere Fragestellungen beantworten lassen, die nachgeordnete Bereiche betreffen.

Bei der Beantwortung der rechtlichen Einordnung kommt einerseits als Herangehensweise in Betracht, die Hybrid-Fälle der Krankenhäuser klassisch in eine ambulante oder stationäre Leistungserbringung einzuteilen. Danach würde unterschieden werden, ob Patienten das Krankenhaus am Tag der Leistungserbringung wieder verlassen (ambulante Fälle) oder sie über Nacht im Krankenhaus verbleiben (stationäre Fälle). Nachgeordnete Fragestellungen würden anhand dieser jeweiligen Einteilung beantwortet werden (z. B. Entlassmanagement bei stationären Fällen ja und bei ambulanten Fällen nein usw.).

Fraglich ist jedoch, ob bei dieser „klassischen" Herangehensweise die Besonderheit, durch die sich § 115f SGB V als Alleinstellungsmerkmal im bestehenden System auszeichnet, ausreichende Berücksichtigung findet. Die Leistungserbringung gemäß § 115f SGB V unterscheidet sich dadurch grundlegend von anderen Leistungsformen, dass die spezielle sektorengleiche Vergütung unabhängig davon erfolgt, ob die vergütete Leistung ambulant oder stationär mit Übernachtung erbracht wird. Daraus resultiert die Frage, ob es aufgrund der sektorengleichen Vergütung überhaupt erforderlich ist, bei der Leistungserbringung des Krankenhauses zwischen Fällen zu unterscheiden, in denen Patienten am selben Tag das Krankenhaus wieder verlassen und Fällen, in denen sie sich über Nacht im Krankenhaus aufhalten. Wäre nicht vielmehr auch eine Zuordnung der § 115f-Leistungen der Krankenhäuser zum stationären Leistungsbereich denkbar, ohne eine entsprechende Unterscheidung nach der Aufenthaltsdauer der Patienten vorzunehmen? § 115f Abs. 1 Nr. 1 SGB V enthält zwar durch die Formulierung *„unabhängig davon, ob die vergütete Leistung ambulant oder stationär mit Übernachtung erbracht wird"* vom Grundsatz her selbst die klassische Einteilung in eine ambulante oder stationäre Leistungserbringung. Dies könnte jedoch auch ein Hinweis darauf sein, dass die ambulante Erbringung von Leistungen gemäß § 115f SGB V durch Vertragsärzte erfolgt, wohingegen die stationären Leistungen gemäß § 115f SGB V durch die Krankenhäuser erbracht werden. Jedenfalls kann dieser Begrifflichkeit nicht zwingend entnommen werden, dass bei der Leistungserbringung der Krankenhäuser ebenfalls zwischen ambulanten und stationären Leistungen unterschieden werden muss.

Die DKG hat sich letztlich aus verschiedenen (pragmatischen) Gründen für eine **Zuordnung der § 115f-Leistungen der Krankenhäuser zum stationären Leistungsbereich** entschieden, ohne dabei danach zu unterscheiden, ob Patienten am selben Tag das Krankenhaus wieder verlassen oder sie sich über Nacht im Krankenhaus aufhalten. Eine Trennung in ambulante und stationäre Fälle des Krankenhauses, die jeweils nach § 115f SGB V zu vergüten sind, ist nicht sachlogisch und hätte beispielsweise einen nicht zu rechtfertigenden Zuordnungsaufwand in der Abrechnung zur Folge gehabt. Das Erfordernis einer Abrechnung nach unterschiedlichen Datensätzen hätte zudem derart umfangreiche Folgeeffekte in den Abrechnungssystemen nach sich gezogen, dass die Abrechnungsdatenübermittlung 2024 sich noch wesentlich stärker verzögert hätte.

Die Entscheidung, die Leistungserbringung der Krankenhäuser gemäß § 115f SGB V ohne weitere Unterscheidung bei der Aufenthaltsdauer der Patienten inhaltlich dem stationären Leistungsbereich zuzuordnen und diese Einordnung bei der Beantwortung nachgeordneter Fragestellungen zugrunde zu legen, war damit insbesondere auch der Schaffung zeitnaher Abrechnungsmöglichkeiten geschuldet. Aber auch im Bereich des Entlassmanagements hätte eine Unterscheidung zwischen ambulanten und stationären Hybrid-Fällen der Krankenhäuser Versorgungsbrüche zur Folge gehabt, die Patienten vor Ort nur sehr schwierig zu erklären gewesen wären. Insgesamt war daher auch Grundgedanke der fehlenden Unterscheidung zwischen ambulanten und stationären Fällen, durch eine einheitliche Handhabung zu Erleichterungen bei der Umsetzung beizutragen.

Bei den § 115f SGB V-Leistungen der Krankenhäuser handelt es sich aber nicht um vollstationäre Krankenhausleistungen; die Leistungserbringung nach § 115f SGB V der Krankenhäuser ist also von der vollstationären Krankenhausbehandlung abzugrenzen.

4.3 Krankenhausinterne Organisation der Patientenbehandlung

An die Frage der rechtlichen Einordnung der Leistungserbringung gemäß § 115f SGB V schließt sich die Frage der krankenhausinternen Organisation der Patientenbehandlung an.

Ausgehend von einer Zuordnung der § 115f-Fälle der Krankenhäuser zur stationären Leistungserbringung könnte das stationäre Aufnahmeprozedere im Krankenhaus für die krankenhausinterne Organisation empfehlenswert sein. Dem könnte zwar zunächst entgegenstehen, dass Krankenhäuser vielfach davon ausgehen, dass ein Verlassen des Krankenhauses am Tag der Leistungserbringung möglich sein könnte. Dieser Umstand könnte dafürsprechen, die jeweilige Patientenbehandlung eher im ambulanten Setting anzusiedeln, was sich dementsprechend auch in der verwaltungsmäßigen Abwicklung des Behandlungsfalles widerspiegeln würde. Gegen das vollständige Zugrundelegen der „ambulanten Kautelen" spricht aber wiederum, dass als Vergütung für die Leistungserbringung gemäß § 115f SGB V eine Hybrid-DRG vorgesehen ist, die unter Nutzung des stationären Abrechnungssystems abgerechnet wird. Deshalb sollte im Verlauf **so frühzeitig wie möglich** das hierfür vorgesehene **Groupingverfahren** durchlaufen werden, was eher eine Orientierung an den stationären Abläufen sinnvoll erscheinen lässt. Für die verwaltungsmäßige Abwicklung der Hybrid-Fälle werden sowohl die stationären als auch die ambulanten Abläufe im Krankenhaus jeweils Vor- und Nachteile aufweisen und nicht zu 100 % passen. Eine mögliche Herangehensweise könnte daher auch darin bestehen, zwischen dem Ort und der Art und Weise der Durchführung der Patientenbehandlung (z. B. im ambulanten Setting) und dem verwaltungsmäßigen Aufnahmeprozedere (z. B. angelehnt an die stationären Abläufe) zu unterscheiden.

Letztlich obliegt die krankenhausinterne Organisation der Patientenbehandlung **dem Krankenhausträger**, der im Rahmen seiner **Organisationshoheit** unter Berücksichtigung der jeweiligen Gegebenheiten und Strukturen vor Ort und unter Einbeziehung des hierfür zuständigen Fachpersonals des Krankenhauses die dafür notwendigen Entscheidungen treffen sollte. **Perspektivisch könnte künftig ein eigens für den Leistungsbereich des § 115f SGB V entwickeltes Aufnahmeprozedere mit den dafür jeweils sachgerechten Abläufen empfehlenswert sein.**

4.4 Formularwesen, Behandlungsvertrag

Ausgehend von einer Zuordnung der § 115f-Fälle der Krankenhäuser zur stationären Leistungserbringung und der damit verbundenen Empfehlung, das stationäre Aufnahmeprozedere im Krankenhaus für die krankenhausinterne Organisation zugrunde zu legen, liegt es nahe, für die verwaltungsmäßige Abwicklung den zwischen dem Patienten und dem Krankenhaus zu schließenden **stationären Behandlungsvertrag gemäß § 630a BGB zu verwenden** (vergleiche etwa das seitens der DKG empfohlene Musterformular „Musterverträge der DKG, Allgemeine Vertragsbedingungen (AVB), Behandlungsverträge und Wahlleistungsvereinbarung für Krankenhäuser", 16. Auflage 2025, Seite 3). Fraglich ist jedoch, ob und inwiefern hierfür ggf. in Behandlungsvertrag und Allgemeinen Vertragsbedingungen (AVB) Anpassungsbedarf besteht.

4 Umsetzungshinweise zur Leistungserbringung gemäß § 115f SGB V

Die Besonderheit bei § 115f SGB V besteht darin, dass lediglich die spezielle sektorengleiche Vergütung als neue Vergütungsform im SGB V implementiert wurde. Durch diese Vorgehensweise erfolgte keine Ausgestaltung der Leistungserbringung gemäß § 115f SGB V als neuer eigenständiger Leistungsbereich, da der Gesetzgeber letztlich „nur" eine neue Vergütungsform etabliert hat, die sonstigen Rahmenbedingungen eines neuen Leistungsbereichs jedoch nicht ausgestaltet wurden. Anders als beispielsweise bei der stationsäquivalenten psychiatrischen Behandlung oder der tagesstationären Behandlung gibt es somit bei der Leistungserbringung gemäß § 115f SGB V im Verhältnis Krankenhaus/Patient keine im Behandlungsvertrag oder den AVB regelungsbedürftigen besonderen Umstände. Hinweise in den AVB, dass z.B. die stationsäquivalente Behandlung im häuslichen Umfeld erfolgt oder eine tagesstationäre Behandlung in geeigneten Fällen freiwillig ohne Übernachtung im Krankenhaus durchgeführt werden kann, sind bei der Leistungserbringung gemäß § 115f SGB V nicht erforderlich, da es hier solche Besonderheiten nicht gibt.

Über die neue Vergütungsform „Hybrid-DRG" werden Patienten im **DRG-Entgelttarif** für Krankenhäuser im Anwendungsbereich des KHEntgG, der dem Behandlungsvertrag als Anlage 1 beigefügt ist, informiert. Die Hybrid-DRG wurden hier entsprechend ergänzt (vergleiche etwa das seitens der DKG empfohlene Musterformular „Musterverträge der DKG, Allgemeine Vertragsbedingungen (AVB), Behandlungsverträge und Wahlleistungsvereinbarung für Krankenhäuser", 16. Auflage 2025, Seite 37 – 52).

Auch im Hinblick auf die gegenüber den Patienten zu erbringenden (datenschutzrechtlichen) Informations- / Übermittlungspflichten oder einzuholenden Einwilligungen **gelten** dementsprechend **keine Besonderheiten.**

Insofern gelten auch für folgende, übliche Anlagen zum Behandlungsvertrag (vergleiche etwa die seitens der DKG empfohlenen Musterformulare „Musterverträge der DKG, Allgemeine Vertragsbedingungen (AVB), Behandlungsverträge und Wahlleistungsvereinbarung für Krankenhäuser", 16. Auflage 2025, Seite 65 - 101) keine Besonderheiten:

- Datenübermittlungen zwischen Hausärzten und Krankenhäusern,
- Datenübermittlungen zwischen Krankenhäusern und Hausärzten / sonstigen Vor-/Nach-/Weiterbehandlern,
- Datenübermittlungen zwischen privaten Krankenversicherungsunternehmen / Beihilfestellen und Krankenhäusern,
- Informationspflichten gegenüber Patienten im Krankenhausbereich / in Institutsambulanzen / MVZ auf der Grundlage der Art. 12 ff. DS-GVO / §§ 16 ff. DSG-EKD / §§ 14 ff. KDG,
- Information für Kostenerstattungspatienten,
- Patienteninformation zum Entlassmanagement,
- Einwilligung in das Entlassmanagement,
- Patienteninformationen zur ePA.

Da die spezielle sektorengleiche Vergütung lediglich als neue Vergütungsform im SGB V implementiert und dadurch keine neue Versorgungsform geschaffen wurde, **kann das stationäre Vertragsmuster im Ergebnis sogar ohne jegliche Anpassung zur Anwendung kommen.**

Sollte gleichwohl der Wunsch bestehen, in den stationären Behandlungsvertrag und die Allgemeinen Vertragsbedingungen (AVB) die Leistungserbringung gemäß § 115f SGB V der Vollständigkeit halber aufzunehmen, könnte dies in den seitens der DKG empfohlenen Musterformularen („Musterverträge der DKG, Allgemeine Vertragsbedingungen (AVB), Behandlungsverträge und Wahlleistungsvereinbarung für Krankenhäuser", 16. Auflage 2025, Seite 3 – 18) folgendermaßen vorgenommen werden:

- Im **Behandlungsvertrag** (vergleiche das seitens der DKG empfohlene Musterformular „Musterverträge der DKG, Allgemeine Vertragsbedingungen (AVB), Behandlungsverträge und Wahlleistungsvereinbarung für Krankenhäuser", 16. Auflage 2025, Seite 3) könnte nach dem Satz *„Behandlungsvertrag über stationäre Krankenhausleistungen zwischen [...] über die vollstationäre / stationsäquivalente psychiatrische / tagesstationäre / teilstationäre / vor- und nachstationäre Behandlung zu den in den AVB des Krankenhauses vom [...] niedergelegten Bedingungen."* folgender Satz ergänzt werden: **„Leistungen, die gemäß § 115f SGB V vergütet werden, sind eingeschlossen."**

- In den **AVB** (vergleiche das seitens der DKG empfohlene Musterformular „Musterverträge der DKG, Allgemeine Vertragsbedingungen (AVB), Behandlungsverträge und Wahlleistungsvereinbarung für Krankenhäuser", 16. Auflage 2025, Seite 9) könnte am Ende von *§ 1 Geltungsbereich* folgender Satz ergänzt werden: **„Dies gilt auch für Leistungen, die nach § 115f SGB V vergütet werden."**

Weitere Änderungen sind nicht erforderlich. So verweist beispielsweise die Regelung in § 7 Abs. 2 der AVB darauf, dass Zuzahlungen nur für vollstationäre Krankenhausbehandlungen zu leisten sind, so dass sich daraus bereits ergibt, dass dies auf die Leistungserbringung gemäß § 115f SGB V nicht zutrifft (siehe dazu auch die untenstehenden Ausführungen zum Punkt **„Zuzahlungen"**).

4.5 Berechtigte Leistungserbringer

Zur Erbringung der nach § 115f Abs. 1 Satz 1 Nummer 2 i. V. m. Abs. 2 Satz 3 SGB V vereinbarten Leistungen und zur Abrechnung der nach § 115f Abs. 1 Satz 2 SGB V kalkulierten Fallpauschalen berechtigt sind

- die an der Versorgung teilnehmenden Leistungserbringer gemäß § 95 Abs. 1 Satz 1 SGB V sowie

- Krankenhäuser nach § 108 SGB V,

die die in § 115b Absatz 1 Satz 5 SGB V genannten Qualitätsvoraussetzungen erfüllen (vgl. § 1 der Hybrid-DRG-Vergütungsvereinbarung).

4.6 Zugang zur Leistungserbringung

Leistungen gemäß § 115f SGB V können auf Veranlassung einer niedergelassenen Vertragsärztin oder eines niedergelassenen Vertragsarztes durchgeführt werden. Falls eine Patientin oder ein Patient ohne Veranlassung einer niedergelassenen Vertragsärztin oder eines niedergelassenen Vertragsarztes ein Krankenhaus, eine Vertragsärztin oder einen Vertragsarzt oder ein Medizinisches Versorgungszentrum zur Erbringung einer Leistung gemäß § § 115f SGB V aufsucht, kann die Leistung erbracht werden, wenn die elektronische Gesundheitskarte in Verbindung mit einem amtlichen Lichtbildausweis als Nachweis für die Mitgliedschaft vorgelegt wird (vgl. § 2 Abs. 1 der Hybrid-DRG-Vergütungsvereinbarung).

Patienten benötigen demnach als Zugang zur Leistungserbringung gemäß § 115f SGB V **keinen Einweisungsschein**. Dies ist weder in den gesetzlichen Regelungen, noch in der Hybrid-DRG-Vergütungsvereinbarung als Voraussetzung vorgesehen. Ebenso wenig kann Patienten, die mit einem Überweisungsschein ins Krankenhaus kommen, eine Leistungserbringung gemäß § 115f SGB V verwehrt werden. Unabhängig davon, mit welchen Unterlagen oder vorherigen Einschätzungen von vorbehandelnden Vertragsärzten Patienten ins Krankenhaus gelangen, muss seitens des Krankenhauses in jedem Fall eine Eingangsuntersuchung erfolgen, um zu entscheiden, welche Form der Behandlung sich im jeweiligen Einzelfall als medizinisch notwendig erweist. Letztlich besteht auch die Möglichkeit, dass Patienten **ohne Einweisung oder Überweisung** eines Vertragsarztes unmittelbar zur Leistungserbringung gemäß § 115f SGB V ins Krankenhaus kommen. Die Leistung kann in einem solchen Fall erbracht werden, wenn die elektronische Gesundheitskarte in Verbindung mit einem amtlichen Lichtbildausweis als Nachweis für die Mitgliedschaft vorgelegt wird.

Zur Vermeidung von Doppeluntersuchungen stellt die veranlassende Ärztin oder der veranlassende Arzt der die Leistung nach § 115f SGB V durchführenden Ärztin oder dem die Leistung nach § 115f SGB V durchführenden Arzt die im Zusammenhang mit der vorgesehenen Leistung bedeutsamen Unterlagen zur Verfügung (vgl. § 2 Abs. 2 der Hybrid-DRG-Vergütungsvereinbarung).

4.7 Zuzahlungen

GKV-SV und DKG haben sich darauf verständigt, **dass für die Leistungen der Hybrid-DRG keine Zuzahlungen** gemäß § 39 Abs. 4 SGB V **erhoben werden**:

Im Rahmen der Gespräche zur Umsetzungsvereinbarung stellte der GKV-SV klar, dass Zuzahlungen gemäß § 39 Abs. 4 SGB V nur bei vollstationärer Behandlung zu tragen sind und Einigkeit besteht, dass die § 115f SGB V-Leistungserbringung im Krankenhaus von der vollstationären Leistungserbringung abzugrenzen ist. Mangels Vorliegens einer vollstationären Behandlung sei daher keine Zuzahlungsregelung möglich. Dementsprechend ist in § 4 der Hybrid-DRG-Umsetzungsvereinbarung vorgesehen, dass die Zuzahlungsregelungen für vollstationäre Krankenhausbehandlung gemäß § 39 Absatz 4 SGB V bei der Abrechnung von Leistungen nach der Hybrid-DRG-Vergütungsvereinbarung vom 18.12.2024 keine Anwendung finden. Dies ist im

Rahmen der verwaltungstechnischen Prozessorganisation eine wichtige Ausnahme von den ansonsten üblichen Abläufen im stationären Bereich.

4.8 Entlassmanagement

GKV-SV und DKG waren sich einig, dass **das Entlassmanagement Bestandteil der Leistungserbringung nach der Hybrid-DRG-Verordnung ist** (vgl. § 5 der Hybrid-DRG-Umsetzungsvereinbarung), und zwar unabhängig von der jeweiligen Aufenthaltsdauer der Patienten im Krankenhaus.

Dies liegt darin begründet, dass gemäß § 39 Abs. 1a Satz 1 SGB V die Krankenhausbehandlung auch ein Entlassmanagement umfasst und es sich bei den § 115f-Leistungen der Krankenhäuser um Krankenhausbehandlung handelt. Darüber hinaus bestand grundsätzlich Einigkeit darüber, dass im Rahmen der Leistungserbringung gemäß § 115f SGB V beim Entlassmanagement systembedingt in erster Linie die Verordnung von Arzneimitteln, Heil- und Hilfsmitteln, Krankentransport, häuslicher Krankenpflege sowie die Bescheinigung von Arbeitsunfähigkeit erfolgen wird.

Die einzige Besonderheit besteht darin, dass bei der Anwendbarkeit des Entlassmanagements nicht danach unterschieden wird, ob Patienten das Krankenhaus am selben Tag wieder verlassen oder sie sich über Nacht im Krankenhaus aufhalten. Das Entlassmanagement kommt in beiden Fällen nach den im Rahmenvertrag für das Entlassmanagement vorgesehenen Rahmenbedingungen wie gewohnt zur Anwendung.

4.9 Zahlungsfrist

Die von den Krankenhäusern auf Grundlage der Hybrid-DRG-Vergütungsvereinbarung vom 18.12.2024 erbrachten und in Rechnung gestellten Leistungen sind von den Krankenkassen innerhalb von **fünf Tagen** nach § 109 Absatz 5 SGB V nach Rechnungseingang zu begleichen. Als Tag der Zahlung gilt der Tag der Übergabe des Überweisungsauftrags an ein Geldinstitut oder der Versendung von Zahlungsmitteln an das Krankenhaus. Ist der Fälligkeitstag ein Samstag, Sonntag oder gesetzlicher Feiertag, so verschiebt er sich auf den nächstfolgenden Arbeitstag (vgl. § 6 der Hybrid-DRG-Umsetzungsvereinbarung).

4.10 Wahlleistungen

Der PKV-Verband und die DKG haben diesbezüglich auf der Arbeitsebene Gespräche geführt. Es besteht Einigkeit darüber, dass Hybrid-Leistungen der Krankenhäuser wahlleistungsfähig sind. Dies soll auch unabhängig davon gelten, ob Patienten am selben Tag das Krankenhaus wieder verlassen oder sie sich über Nacht im Krankenhaus aufhalten. Krankenhäuser können also für den Bereich der Leistungserbringung gemäß § 115f SGB V – wie gewohnt - eine Wahlleistungsvereinbarung über **wahlärztliche Leistungen** mit dem Patienten schließen, die auch dann Bestand haben soll, wenn der Patient bereits am selben Tag das Krankenhaus wieder verlassen kann.

4 Umsetzungshinweise zur Leistungserbringung gemäß § 115f SGB V

Zum Thema Wahlleistungen gibt es einen gemeinsamen Rechtsstandpunkt von PKV-Verband und DKG, über den per DKG-Rundschreiben informiert wurde.

Die seitens der DKG empfohlene **Wahlleistungsvereinbarung** („Musterverträge der DKG, Allgemeine Vertragsbedingungen (AVB), Behandlungsverträge und Wahlleistungsvereinbarung für Krankenhäuser", 16. Auflage 2025, Seite 103 – 116) kann wie gewohnt **ohne Anpassung zur Anwendung** kommen. Diesbezüglich sind keine Änderungen erforderlich.

Für den Fall, dass Patienten sich über Nacht im Krankenhaus aufhalten, besteht darüber hinaus die Möglichkeit, eine Vereinbarung über die **Wahlleistung Unterkunft** – wie gewohnt und ohne Abschlag - mit dem Patienten zu schließen.

4.11 Erbringung belegärztlicher Leistungen und sonstige Kooperationsmöglichkeiten

Fraglich ist darüber hinaus, wie mit der Erbringung belegärztlicher Leistungen im Rahmen von § 115f SGB V umzugehen ist.

Gemäß § 5 Abs. 4 der Hybrid-DRG-Vergütungsvereinbarung sind die in der Anlage 2 der Vereinbarung aufgeführten Fallpauschalen für die gesamte Dauer der erbrachten Leistungen nach Anlage 1 der Vereinbarung unabhängig von der Anzahl der beteiligten Leistungserbringer nur einmal berechnungsfähig. Folge dieser Regelung ist jedoch, dass das **klassische Belegarztwesen** im Bereich der Hybrid-DRG-Leistungserbringung **nicht zur Anwendung kommen kann**, da die im Belegarztwesen vorgesehene Splitting der Vergütung in die ärztliche Leistung des Belegarztes und die Beleg-DRG des Krankenhauses nicht möglich ist.

Werden Vertragsärzte im Bereich der Hybrid-DRG-Leistungserbringung nicht als Belegärzte, sondern in ihrer Eigenschaft als Vertragsärzte tätig, bestehen aber die üblichen Kooperationsmöglichkeiten zwischen Krankenhäusern und niedergelassenen Vertragsärzten. Handelt es sich beispielsweise um den Hybrid-Fall eines Vertragsarztes, der für die Behandlung die Infrastruktur des Krankenhauses benötigt (z. B. OP-Saal und nicht-ärztliches Personal), würde der Vertragsarzt die Hybrid-DRG auf dem für ihn vorgesehenen Abrechnungsweg in Rechnung stellen und mit dem Krankenhaus einen Vertrag über die Nutzung der Krankenhausinfrastruktur schließen, um auf diesem Wege dem Krankenhaus im Innenverhältnis hierfür ein Nutzungsentgelt zukommen zu lassen.

Dabei ist jedoch zu beachten, dass Vertragsärzte in ihrer Eigenschaft als Vertragsarzt nur ambulante Leistungen gemäß § 115f SGB V erbringen und die hierfür erforderliche Infrastruktur des Krankenhauses (z.B. OP-Saal und nicht-ärztliches Personal) in Anspruch nehmen können. Wird zusätzlich dazu für die Behandlung beispielsweise ein Krankenhausbett benötigt und in Anspruch genommen, dürfte dies nur durch einen Belegarzt und im Rahmen der Inanspruchnahme der Belegabteilung eines Krankenhauses erfolgen. Dies hätte aber bei Hybrid-Leistungen zur Folge, dass nur der Belegarzt die Hybrid-DRG abrechnen könnte und allenfalls die Möglichkeit bestünde, das Krankenhaus hieran im Innenverhältnis durch ein Nutzungsentgelt zu beteiligen.

Sofern es sich um den Hybrid-Fall eines Krankenhauses handelt, besteht umgekehrt auch die Möglichkeit, dass sich das Krankenhaus dafür z.b. die Anästhesie oder die Operationsleistung „einkauft". Ein niedergelassener Vertragsarzt könnte somit die Anästhesie oder die Operationsleistung auf Basis einer vertraglichen Abrede für das Krankenhaus erbringen und hierfür im Innenverhältnis eine Vergütung vom Krankenhaus erhalten. Das Krankenhaus würde in diesem Fall die Hybrid-DRG auf dem für das Krankenhaus vorgesehenen Abrechnungsweg in Rechnung stellen. Im Rahmen einer derartigen Zusammenarbeit zwischen Krankenhäusern und Vertragsärzten sind grundsätzlich je nach Ausgestaltung der Zusammenarbeit Compliancegesichtspunkte („Zuweisung gegen Entgelt") sowie die Problematik der sozialversicherungspflichtigen Beschäftigung von Honorarärzten zu berücksichtigen.

4.12 Fallzusammenfassung

In den Gesprächen mit dem GKV-SV zur Hybrid-DRG-Umsetzungsvereinbarung wurde darüber diskutiert, wie mit Fallkonstellationen umzugehen ist, in denen eine Entlassung nach einer Hybrid-DRG-Behandlung und eine Wiederaufnahme des Patienten im selben Krankenhaus und am gleichen Kalendertag erfolgen.

Der GKV-SV hatte sich hierbei klar dagegen ausgesprochen, Krankenhäusern in einer solchen Konstellation die Abrechnung von zwei Entgelten zuzugestehen. Es wurde daher in die Umsetzungsvereinbarung in § 1 Abs. 3 eine Regelung aufgenommen, die Fallkonstellationen adressiert, in denen Patienten **am Tag der Entlassung in unmittelbarem Zusammenhang mit der Leistungserbringung gemäß § 115f SGB V im selben Krankenhaus** zur vollstationären Krankenhausbehandlung wiederaufgenommen werden. In diesen Fällen sind die Falldaten der Aufenthalte zusammenzufassen. Die Regelung orientiert sich am Wortlaut der Regelung in § 9 Abs. 5 AOP-Vertrag und dürfte im Ergebnis in den meisten Fällen dazu führen, dass die zusammengefassten Aufenthalte in eine vollstationäre DRG eingruppiert werden.

Die Hybrid-DRG sind kein Bestandteil der Anlagen zur Vereinbarung zum Fallpauschalensystem für Krankenhäuser für das Jahr 2025 (Fallpauschalenvereinbarung 2025 – FPV 2025). Somit kommen die Regelungen gemäß § 2 Wiederaufnahmen in dasselbe Krankenhaus der FPV nicht zur Anwendung.

4.13 Verhältnis von § 115b SGB V zu § 115f SGB V

Nach wie vor befindet sich ein geringer Anteil von OPS-Kodes der Anlage 1 der Hybrid-DRG-Vergütungsvereinbarung auch im Katalog ambulantes Operieren gemäß § 115b Abs. 1 SGB V (AOP-Katalog). Allerdings ist gemäß § 1 Abs. 2 der Hybrid-DRG-Umsetzungsvereinbarung eine Abrechnung für die in der Anlage 1 der Hybrid-DRG-Vergütungsvereinbarung genannten Leistungen über die Vergütungssystematik für Leistungen des Vertrages nach § 115b SGB V ausgeschlossen. Diese Regelung beruht darauf, dass gemäß § 115f Abs. 1 Satz 1 Nr. 2 SGB V eine Vergütung für die in Anlage 1 der Hybrid-DRG-Vergütungsvereinbarung genannten Leistungen **ausschließlich** über die spezielle sektorengleiche Vergütung (Hybrid-DRG) erfolgt. Laut Gesetzesbegründung wird dadurch in § 115f Abs. 1 Satz 1 Nr. 2 SGB V klargestellt, dass die für diesen Bereich vereinbarten Leistungen ausschließlich mit der Hybrid-DRG abgerechnet werden können und eine Abrechnung beispielsweise nach dem einheitlichen Bewertungsmaßstab für ärztliche Leistungen (EBM) oder dem stationären Fallpauschalensystem nicht möglich ist; es gilt ein Abrechnungsausschluss anderer als der speziellen sektorengleichen Vergütungen (vgl. BT-Drucksache 20/13407 vom 16.10.2024, Seite 287).

Es gibt allerdings Fälle, in denen eine Leistung des § 115f SGB V-Leistungskatalogs im Grouping-Verfahren wegen eines Kontextfaktors nicht in eine Hybrid-DRG eingruppiert wird, sondern in eine stationäre DRG mündet. Problematisch ist es, wenn ein solcher Fall einer primären Fehlbelegungsprüfung unterzogen wird und der Medizinische Dienst (MD) zu dem Ergebnis kommt, dass aus seiner Sicht keine stationäre Behandlungsbedürftigkeit vorlag. Eine mögliche Vorgehensweise wäre dann, daran festzuhalten, dass es sich nach dem ordnungsgemäß durchgeführten Grouping-Verfahren um einen vollstationären Fall handelt. Das Krankenhaus hat letztlich das vorgesehene Verfahren durchlaufen und ein entsprechendes Ergebnis erhalten. Daher ist diese Fallgestaltung davon zu unterscheiden, dass rein medizinisch vom Krankenhaus eine Entscheidung über die Behandlungsbedürftigkeit des Patienten getroffen wird. Bei Leistungen der Anlage 1 der Hybrid-DRG-Vergütungsvereinbarung gibt es für Krankenhäuser keine andere Möglichkeit, als die Falldaten in den Grouper einzugeben und nach dem dort ausgewiesenen Ergebnis weiter zu verfahren. Dies wäre dann auch das Argument gegenüber dem MD, warum dieser Fall als vollstationärer Fall zu akzeptieren ist (und sei es als Ein-Tages-Fall).

Da eine Abrechnung als AOP-Leistung gemäß § 115b SGB V (sofern sich die Leistung im AOP-Katalog befindet) nicht möglich ist, würde ansonsten in letzter Konsequenz die Regelung in § 8 Abs. 3 KHEntgG zur Anwendung kommen. Dort ist vorgesehen, dass die vom Krankenhaus erbrachten Leistungen nach den für vorstationäre Behandlungen nach § 115a SGB V getroffenen Vereinbarungen zu vergüten sind, wenn nach dem Ergebnis einer Prüfung nach § 275c Abs. 1 SGB V eine vollstationäre Behandlungsbedürftigkeit nicht vorgelegen hat und keine andere Möglichkeit zur Abrechnung der erbrachten Leistung besteht.

Im Rahmen der dreiseitigen Verhandlungen im Jahr 2024 wurde versucht, in der Hybrid-DRG-Vergütungsvereinbarung eine Lösung für diese Fallkonstellation zu vereinbaren. Dabei war es Zielsetzung der DKG, bei Prüfung einer sog. „Mutter-DRG" auf primäre Fehlbelegung die Abrechnung der zugehörigen Hybrid-DRG festzuschreiben, um so bei diesen Fällen nicht eine vorstationäre Abrechnung zurückzufallen. Da eine Einigung nicht erzielt werden konnte, erfolgte in der Hybrid-DRG-Vergütungsvereinbarung eine Verständigung auf § 5 Abs. 9, wonach die Vertragspartner jeweils bilateral (für die Krankenhäuser zwischen dem GKV-Spitzenverband und der DKG in der Hybrid-DRG-Umsetzungsvereinbarung) Regelungen dazu treffen, welche Abrechnungsregularien gelten, sofern die Zuordnung einer Leistung der Anlage 1 dieser Vereinbarung (Leistungskatalog) zu einer Hybrid-DRG nicht erfolgt. Leider konnte bislang auch in den zweiseitig geführten Verhandlungen mit dem GKV-SV zur Hybrid-DRG-Umsetzungsvereinbarung keine Einigung erzielt werden. Die seitens des GKV-SV in die Verhandlungen eingebrachten Vorschläge konnten insbesondere mit Blick auf die im Zusammenhang mit dem Grouping-Verfahren genutzten Kontextfaktoren (im Sinne von Ausschlusskriterien) nicht abschließend bewertet werden. Die DKG wird sich aber weiterhin dafür einsetzen, für diese Fallgestaltung künftig in Abstimmung mit dem GKV-SV eine Lösung zu finden.

4.14 MD-Prüfungen

4.14.1 Prüfungen von § 115f-Fällen:

Die Einordnung der § 115f-Fälle der Krankenhäuser als stationäre Leistungserbringung würde zwar systematisch **grundsätzlich auch eine Prüfmöglichkeit des MD für Hybrid-DRG-Fälle** nach sich ziehen. Es ist jedoch zunächst rein faktisch davon auszugehen, dass diese Fälle nicht durch den MD überprüft werden, da eine solche Überprüfung keine Änderung des Abrechnungsbetrages nach sich ziehen und daher für die Krankenkasse die Aufwandspauschale anfallen würde (vgl. § 275c Abs. 1 Satz 2 SGB V). Diesbezüglich sollte nach Einschätzung der Geschäftsstelle zunächst abgewartet werden, inwieweit hier verstärkt Prüfungen erfolgen werden und dies gegebenenfalls zu Schwierigkeiten führt, die möglicherweise zu einem späteren Zeitpunkt gegenüber dem Gesetzgeber adressiert werden müssen.

4.14.2 Prüfungen von vollstationären Fällen mit dem Ergebnis einer Hybrid-DRG

Zum abrechnungstechnischen Vorgehen in den Fällen, in denen sich ein Krankenhaus mit dem Kostenträger nach einer Einzelfallprüfung darauf einigt, dass ein ursprünglich vollstationärer Fall als Hybrid-DRG abzurechnen ist, wurde für die Datenübermittlung nach § 301 Abs.3 SGB V in Anlage 5 - Durchführungshinweise, Abschnitt 1.4.16 eine technische Verfahrensvorgabe vereinbart und ist unter dem Punkt „**Datenübermittlung**" näher ausgeführt.

4.15 Abrechnung vor- und nachstationärer Leistungen

Gemäß § 5 Abs. 6 der Hybrid-DRG-Vergütungsvereinbarung ist eine vor- und nachstationäre Behandlung gemäß § 115a SGB V neben der Fallpauschale nicht gesondert berechenbar.

4.16 Postoperative Nachbehandlung

§ 5 Abs. 7 der Hybrid-DRG-Vergütungsvereinbarung sieht aber vor, dass eine **postoperative Nachbehandlung** durch

- das die Leistung gemäß Anlage 1 durchführende Krankenhaus,
- die die Leistung gemäß Anlage 1 durchführende Vertragsärztin oder den durchführenden Vertragsarzt oder
- eine andere Vertragsärztin oder einen anderen Vertragsarzt

erfolgen kann.

Die postoperative Nachbehandlung umfasst, je nach medizinischer Erforderlichkeit, den folgenden Leistungsinhalt:

- Befundkontrolle(n),
- Befundbesprechung,
- Verbandwechsel,
- Drainagewechsel,
- Drainageentfernung,
- Einleitung und/oder Kontrolle der medikamentösen Therapie.

Erfolgt die postoperative Nachbehandlung in den 21 Tagen nach Abschluss der postoperativen Nachbeobachtung durch das die Leistung gemäß Anlage 1 durchführende Krankenhaus, ist die Hybrid-DRG um 30 EURO erhöht. Die abrechnungsfähige erhöhte Fallpauschale ist in Anlage 2 der Vergütungsvereinbarung (Spalte B) ausgewiesen.

Erfolgt die postoperative Nachbehandlung in den 21 Tagen nach Abschluss der postoperativen Nachbeobachtung durch eine Vertragsärztin oder einen Vertragsarzt sind die Gebührenordnungspositionen entsprechend den Regelungen des Einheitlichen Bewertungsmaßstabes berechnungsfähig.

Hinsichtlich des Zeitpunktes der postoperativen Nachbehandlung ist der Leistungsinhalt der Hybrid-Fallpauschalen in § 4 der Hybrid-DRG-Vergütungsvereinbarung so definiert, dass die in Anlage 1 genannten Leistungen nach Abschluss der Indikationsstellung und Überprüfung der Operationsfähigkeit mit der Einleitung der Maßnahmen zur Operationsplanung und -vorbereitung beginnen und **mit dem Abschluss der postoperativen Nachbeobachtung** in der Einrichtung, in der die Operation durchgeführt wird, **enden**. Dementsprechend legt § 5 Abs. 7 der Hybrid-DRG-Vergütungsvereinbarung fest, dass die Hybrid-DRG um 30 EURO erhöht ist, wenn die postoperative Nachbehandlung **in den 21 Tagen nach Abschluss der postoperativen Nachbeobachtung** durch das die Leistung gemäß Anlage 1 durchführende Krankenhaus erfolgt. Die abrechnungsfähige erhöhte Fallpauschale ist in Anlage 2 (Spalte B) ausgewiesen.

Die Hybrid-DRG-Vergütungsvereinbarung sieht somit als maßgeblichen Zeitpunkt für die Durchführung der postoperativen Nachbehandlung allein den Abschluss der postoperativen Nachbeobachtung vor. Nach dem Abschluss der postoperativen Nachbeobachtung im Krankenhaus kann in den darauffolgenden 21 Tagen die Nachbehandlung je nach medizinischer Erforderlichkeit in Form der in § 5 Abs. 7 vorgesehenen Leistungsinhalte (Befundkontrolle(n), Befundbesprechung, Verbandwechsel, Drainagewechsel, Drainageentfernung, Einleitung und/oder Kontrolle der medikamentösen Therapie) erfolgen und die um 30 Euro erhöhte Hybrid-DRG abgerechnet werden. Es kommt demnach nicht darauf an, ob dies sofort oder erst innerhalb von 21 Tagen zu einem späteren Zeitpunkt erfolgt. Es ist ebenso wenig entscheidend, ob der Patient über Nacht im Krankenhaus geblieben ist oder das Krankenhaus am Tag der Behandlung schon wieder verlassen konnte oder ob er zwischen dem Abschluss der postoperativen Nachbeobachtung und der postoperativen Nachbehandlung das Krankenhaus verlassen hat. All diese Umstände werden in der Hybrid-DRG-Vergütungsvereinbarung nicht adressiert. Bei der Frage, wann die postoperative Nachbeobachtung abgeschlossen ist, handelt es sich um eine medizinische Entscheidung ärztlicherseits, die im jeweiligen Einzelfall getroffen und entsprechend dokumentiert wird.

Darüber hinaus wurde mit dem GKV-SV auf der Bundesebene vereinbart, dass bei Abrechnung der um 30 Euro erhöhten Fallpauschale für einen Hybrid-DRG-Fall gemäß Anlage 2 Spalte B der Hybrid-DRG-Vergütungsvereinbarung 2025 keine weiteren Nachweise für die Durchführung der postoperativen Nachbehandlung für das Abrechnungsjahr 2025 von den Krankenkassen eingefordert werden.

4.17 Zusatzentgelte, Zu- und Abschläge

Gemäß § 3 der Hybrid-DRG-Vergütungsvereinbarung ist die in der Anlage 2 der Hybrid-DRG-Vergütungsvereinbarung vorgesehene Vergütung abschließend, es sei denn, in der Vergütungsvereinbarung ist etwas Abweichendes geregelt. In Bezug auf Zusatzentgelte und Zuschläge findet sich in der Vergütungsvereinbarung nur eine derartige Ausnahme in § 5 Abs. 8, die das ZE2025-54 Selbstexpandierende Prothesen am Gastrointestinaltrakt betrifft.

Dies bedeutet im Umkehrschluss, dass abgesehen davon **keine Zusatzentgelte, Zu- oder Abschläge sowie sonstige Entgelte** zusammen mit der Hybrid-DRG abrechenbar bzw. im Datenaustausch zu übermitteln sind. Dies gilt auch für **Dialyse** bzw. **Bluter**.

Leistungen der **Dialyse** bzw. für **Bluter** können aber entsprechend als ambulante Leistungen im ambulanten Bereich erfolgen und berechnet werden. Krankenhäuser sollten daher darauf achten, dass die Erbringung von Leistungen der Dialyse bzw. für Bluter entsprechend im ambulanten (vertragsärztlichen) Bereich sichergestellt ist.

Gemäß § 5 Abs. 8 Hybrid-DRG-Vergütungsvereinbarung vom 18.12.2024 ist bis einschließlich 31.12.2025 für Patienten, die zur Durchführung einer Leistung gemäß den Hybrid-DRG H41M und H41N nach Anlage 2 in einem Krankenhaus behandelt werden und aus medizinischen Gründen eine selbstexpandierende Prothese am Gastrointestinaltrakt eingesetzt wurde (ZE2025-54), anstelle der Hybrid-DRG H41M die DRG H41F und für die Hybrid-DRG H41N die DRG H41D jeweils einschließlich des ZE2025-54 abzurechnen. Die betreffenden Fälle sind vollstationären Fällen gleichgestellt. In der Datenübermittlung, aber auch in Statistik und Datenlieferungen sind diese Fälle wie vollstationäre Fälle zu behandeln.

4.18 Pflegebudget

Da gemäß § 1 Satz 3 der Hybrid-Verordnung alle *im Zusammenhang mit der Behandlung des Versicherten mit einer in Anlage 1 genannten Leistung entstandenen Aufwände abgegolten* waren, bestand für das Jahr 2024 Einvernehmen zwischen den Vertragsparteien, dass die **tagesbezogenen Pflegeentgelte** nach § 7 Abs. 1 Satz 1 Nr. 6a KHEntgG **nicht abrechenbar** sind. Aus diesem Grund haben sich die DKG

4 Umsetzungshinweise zur Leistungserbringung gemäß § 115f SGB V

und GKV-SV darauf verständigt, die zunächst vorgesehene Anlage 3c mit einem Ausweis der Pflege-BWR für Hybrid-DRG aus der FPV 2024 zu streichen. Dies erfolgte im Rahmen einer Änderungsvereinbarung zur FPV 2024. Gleichzeitig einigten sich die Vertragsparteien darauf, dass für die Hybrid-Fälle keine Abgrenzung der Pflegepersonalkosten im Rahmen des Pflegebudgets 2024 erfolgt.

In § 3 der Hybrid-DRG-Umsetzungsvereinbarung wird klargestellt, dass die **Pflegekosten der unmittelbaren Patientenversorgung auf bettenführenden Stationen in der Kalkulation der Hybrid-DRG unberücksichtigt** geblieben sind und dass aus diesem Grund das Pflegebudget gemäß § 6a KHEntgG des Krankenhauses durch die Abrechnung der Hybrid-DRG unberührt bleibt. Es gelten die Vorgaben zur Abgrenzung nach Anlage 3 der Pflegepersonalkostenabgrenzungsvereinbarung 2025.

4.19 Datenübermittlung

Datenübermittlung nach § 301 Abs. 3 SGB V

Nach § 2 Absatz 1 der Hybrid-DRG-Umsetzungsvereinbarung vom 18.12.2024 wird zur Abrechnung der Vergütung von Hybrid-DRG-Fällen der Datenaustausch nach § 301 Absatz 3 SGB V verwendet. Die Abrechnung der speziellen sektorengleichen Vergütung nach 115f SGB V erfolgt als eigenständiger Abrechnungsfall, wenn der Fall bei Anwendung des jeweils gültigen aG-DRG-Groupierungsalgorithmus in die betreffende Hybrid-DRG eingruppiert wird. Es kommen die Datenstrukturen der stationären Krankenhausabrechnung (Aufnahmeanzeige, Entlassungsanzeige, Rechnungssatz) zur Anwendung, da diese die Übermittlung der Hybrid-DRG zusammen mit den abrechnungsbegründenden Unterlagen ermöglichen.

Ein für die technische Umsetzung benötigter Nachtrag vom 09.02.2024 zur Datenübermittlung nach § 301 Absatz 3 SGB V wurde zwischen DKG und GKV-SV abgestimmt. Mit Nachträgen vom 09.04.2024, 06.06.2024, 12.12.2024 und 07.07.2025 wurden die Regelungen ergänzt.

Weitere Kostenträger

Neben der Umsetzungsvereinbarung, die die DKG mit dem GKV-SV abgeschlossen hat, wurde parallel auch mit dem PKV eine gleichlautende Vereinbarung zu Hybrid-DRGs geschlossen. Ein entsprechender Nachtrag wurde für die PKV-Datenübermittlung am 19.02.2024 vereinbart. Soweit anwendbar, wurden Vorgehensweise und Fristen in beiden Verfahren gleichlautend vereinbart und werden bei Bedarf fortgeschrieben.

Eine formale Anpassung der Vorgaben zur elektronischen Datenübermittlung mit Trägern der gesetzlichen Unfallversicherung wurde nach Abschluss der „Änderungsvereinbarung zur Rahmenvereinbarung über die Behandlung von Versicherten der Träger der gesetzlichen Unfallversicherung" vorgenommen, sodass eine elektronische Übermittlung der Fälle wie in der Datenübermittlung nach § 301 Abs. 3 SGB V erfolgen kann.

Teil II Spezielle sektorengleiche Vergütung nach § 115f SGB V

Besonderheit vertragsärztliche Leistungserbringer (auch MVZ)

MVZ-Abrechnungen erfolgen nach den für den KBV-Bereich gültigen Vorgaben, eine Direktabrechnung per elektronischer Datenübermittlung mit Kostenträgern mittels Datenübermittlung nach § 301 Abs. 3 SGB V ist nicht möglich.

Fristen

Maßgeblich für die Abrechnung sind Fälle mit einem Aufnahmetag ab dem 01.01.2024. Eine reguläre Abrechnung wurde ab dem 01.05.2024 ermöglicht. Um in der Anfangsphase der Hybrid-DRGs denjenigen Krankenhäusern eine Lösung anzubieten, die aus Liquiditätsgründen dringend eine zumindest vorläufige Abrechnungsmöglichkeit benötigten, wurde – befristet bis 30.04.2024 – eine Abrechnung über Zwischenrechnungen ermöglicht. Diese Regelung ist ausgelaufen und kann nicht mehr angewandt werden.

Neuer Aufnahmegrund

Im Aufnahmedatensatz wird der neue Aufnahmegrund `12` - Krankenhausbehandlung nach § 115f SGB V (Hybrid-DRG) in der Abrechnung an die Kostenträger übermittelt. Für die Umsetzung des kassenseitig geforderten neuen Aufnahmegrundes wurde eine unterjährige Re-Zertifizierung der Grouper-Software durch das Institut für das Entgeltsystem im Krankenhaus (InEK) erforderlich.

Mit Nachtrag zur Datenübermittlung § 301 Abs. 3 SGB V vom 06.06.2024 wurde mit Wirkung zum 01.07.2024 klargestellt, dass bei der Verwendung des Aufnahmegrundes `12` an 1. und 2. Stelle die 3. und 4. Stelle nicht auf „01 – Normalfall" beschränkt sind. Dies ermöglicht vor allem die Abbildung des Notfalls (3. und 4. Stelle `07`) für Hybrid-DRG-Fälle.

Wichtig ist, dass der Abrechnungsfall schon sehr früh im Prozess als § 115f-Fall identifiziert wird, um die kassenseitig geforderte Kennzeichnung bereits mit der Aufnahmeanzeige zu ermöglichen. Die frühe Identifikation dürfte mit Blick auf die begrenzte Vergütung auch im Interesse der Krankenhäuser liegen.

Wurde bereits eine Aufnahmeanzeige mit Aufnahmegrund `01` - Krankenhausbehandlung, vollstationär versandt, so ist diese zu korrigieren, wenn das Ergebnis des Groupings feststeht. Dazu wird eine geänderte Aufnahmeanzeige (Verarbeitungskennzeichen `20`) an den Kostenträger übermittelt. Hierbei ist zu beachten, dass zuvor andere bereits an den Kostenträger übermittelte Nachrichten zu stornieren sind (vgl. Anlage 5, Kapitel 1.2.1 der Vereinbarung nach § 301 Abs. 3 SGB V).

Rechnungssatz

Der Abrechnungsdatensatz zu Hybrid-DRG-Fällen nach § 115f SGB V enthält **grundsätzlich nur eine einzige Rechnungsposition für die Hybrid-DRG ohne fallbezogene Zu- und Abschläge.**

Wird gemäß § 5 Abs. 8 der Hybrid-DRG-Vergütungsvereinbarung vom 18.12.2024 in Fällen der Hybrid-DRGs H41M und H41N durch einen entsprechenden OPS das

4 Umsetzungshinweise zur Leistungserbringung gemäß § 115f SGB V

Zusatzentgelt ZE2025-54 ausgelöst, ist in diesen Fällen die DRG H41F bzw. H41D abzurechnen. Dafür muss eine leistungsrechtliche Korrektur des Grouper-Ergebnisses vorgenommen werden, die inzwischen von den meisten Softwaresystemen automatisch umgesetzt wird.

Lediglich im PKV-Bereich können ggf. zusätzlich noch Wahlleistungen abgerechnet und übermittelt werden.

Die Gruppe der Entgeltschlüssel für DRGs (Schlüssel 1.-2.Stelle „70") wurde zur Abrechnung von Hybrid-DRGs weiter differenziert. Nach einer „0" oder „1" an vierter Stelle folgt an den Stellen 5.-8. die Hybrid-DRG (Spalte 1 der Anlage 2 Hybrid-DRG-V).

Hier ein Beispiel des Entgeltschlüssels der Hybrid-DRG G09N aus Anlage 1 der Umsetzungsvereinbarung ohne postoperative Nachbehandlung:

7 0 9 **0** G 0 9 N

Seit 01.01.2025 kann bei einer vom Krankenhaus vorgenommenen postoperativen Nachbehandlung eine erhöhte Fallpauschale abgerechnet werden (siehe hierzu die Ausführungen zum Punkt **„Postoperative Nachbehandlung"**). Innerhalb des Entgeltschlüssels wird dafür an vierter Stelle statt einer „0" die Abrechnung der erhöhten Fallpauschale mit postoperativer Nachbehandlung durch eine „1" gekennzeichnet.

Dementsprechend lautet das o.g. Beispiel eines Entgeltschlüssels der Hybrid-DRG G09N mit postoperativer Nachbehandlung:

7 0 9 **1** G 0 9 N

Eine weitere Dokumentation bezüglich der postoperativen Nachbehandlung erfolgt in der Datenübermittlung nicht.

Das Segment Zuzahlung (ZLG) entfällt in der Datenübermittlung nach §301 Abs.3 SGB V. Nachtragsrechnungen sind nicht zulässig. Zuvor vereinbarte Berechnungsschemata der § 301-Datenübermittlung, die einen nicht differenzierten Bezug auf die Entgelte 70###### gemäß KHEntgG nehmen, sind nicht auf Entgelte für Hybrid-DRG (`709[0|1] ####`) anzuwenden.

Einigt sich ein Krankenhaus mit dem Kostenträger nach einer Einzelfallprüfung darauf, dass ein vollstationärer Fall als Hybrid-DRG-Fall hätte durchgeführt werden müssen, ist folgendermaßen vorzugehen:

- Die Schlussrechnung ist mit der Rechnungsart ‚04' (Gutschrift / Stornierung) zu stornieren.

- Die Entlassungsanzeige ist mit dem Verarbeitungskennzeichen `40` zu stornieren.

- Die Aufnahmeanzeige ist mit dem Verarbeitungskennzeichen `20` zu korrigieren und als Aufnahmegrund ist ‚12' anzugeben.

- Es werden in der Entlassungsanzeige Aufnahme- und Entlassungstag des ursprünglichen vollstationären Falles angegeben. Die resultierenden gekürzten

Tage im Vergleich zur Verweildauer der Hybrid-DRG werden im ENT-Segment des Rechnungssatzes als „Tage ohne Berechnung/Behandlung" ausgewiesen.

Vorstationäre Kontakte

Die Abrechnung vorstationärer Kontakte ist leistungsrechtlich nicht vorgesehen, sie werden in der Datenübermittlung daher nicht gesondert ausgewiesen. Diese leistungsrechtlichen und technischen Vorgaben haben keine Auswirkungen auf die klinikinterne Dokumentation solcher Kontakte.

4.20 PpUG-Nachweis-Vereinbarung 2025

Den Krankenhäusern wird empfohlen bei den Vorgaben zur PpUG ebenso vorzugehen wie in vergleichbaren Konstellationen (Vgl. Frage 4.7 der FAQ-Liste des InEK unter FAQ - PpUG-Nachweis-Vereinbarung 2025, InEK GmbH). Demnach sind, wenn Patientinnen und Patienten, bei denen die Versorgung als Hybrid-DRG vergütet wird, in pflegesensitiven Stationen aufgenommen werden, diese entsprechend mit bei den PpUG zu berücksichtigen und unter dem Feld Anmerkungen als Hybrid zusätzlich zu kennzeichnen.

Inzwischen liegt die Information vor, dass auch das BMG dem InEK auf Nachfrage mitgeteilt hat, dass im Rahmen der Nachweismeldungen der PpUGV auch die Fälle aus dem Bereich der Hybrid-DRGs zu berücksichtigen sind. Das bedeutet, dass stets die gesamten Betten der Station zu übermitteln sind, alle Patienten, inkl. der Fälle in Hybrid-DRGs und des gesamten Pflegepersonals, inkl. des Pflegepersonals, welches Fälle in den Hybrid-DRGs versorgt. Die Fälle der Hybrid-DRGs sind demnach in der Nachweismeldung in den entsprechenden Feldern mit anzugeben und auch das Pflegepersonal, das diese Fälle versorgt hat, zu berücksichtigen.

4.21 Hybrid-DRG-Fälle und Begleitpersonen

Auch im Rahmen der Leistungserbringung gemäß § 115f SGB V sind grundsätzlich Fallgestaltungen denkbar, die gegebenenfalls die Mitaufnahme einer Begleitperson erfordern. Gemäß § 3 der Hybrid-DRG-Vergütungsvereinbarung ist jedoch die in der Anlage 2 der Hybrid-DRG-Vergütungsvereinbarung vorgesehene Vergütung abschließend, es sei denn, in der Vergütungsvereinbarung ist etwas Abweichendes geregelt. In Bezug auf Zuschläge für Begleitpersonen findet sich eine solche abweichende Regelung nicht. **Zuschläge für Begleitpersonen können daher nicht in Rechnung gestellt werden.**

4.22 Leistungserbringung gemäß § 115f SGB V außerhalb des zugelassenen Krankenhausstandortes

Fraglich ist, ob Krankenhäuser Leistungen gemäß § 115f SGB V (Hybrid-DRG) außerhalb ihres zugelassenen Krankenhausstandortes erbringen können. Dies ist nach den für den Bereich des § 115f SGB V maßgeblichen Rahmenbedingungen zu bewerten. Dabei ist zu beachten, dass die Zulassung der Krankenhäuser zur

Leistungserbringung auch immer eine räumliche Komponente beinhaltet. Eine örtliche Verlagerung der Leistungserbringung nach § 115f SGB V wird daher aufgrund der Zuordnung der § 115f-Fälle der Krankenhäuser zur stationären Leistungserbringung ohne eine entsprechende Genehmigung durch die Planungsbehörde bzw. ohne eine entsprechende Anzeige gegenüber der Planungsbehörde nicht möglich sein. Es dürfte daher nicht empfehlenswert sein, die Leistungserbringung gemäß § 115f SGB V räumlich zu verlagern, ohne dies der Planungsbehörde anzuzeigen bzw. sich die räumliche Verlagerung – je nach jeweiliger Vorgabe der Landeskrankenhausplanung – gegebenenfalls sogar genehmigen zu lassen.

4.23 Weiterentwicklung des Hybrid-DRG-Leistungskatalogs ab 2026

Durch das Krankenhausversorgungsverbesserungsgesetz (KHVVG) vom 05.12.2024 (BGBl. 2024 I Nr. 400) wurden in § 115f SGB V umfangreiche Änderungen vorgenommen. Es erfolgten unter anderem Vorgaben von stationären Krankenhausfällen in Millionenhöhe, die zukünftig über Hybrid-DRG vergütet werden sollen in Kombination mit einer schrittweisen Anpassung der Vergütungen bis zum Jahr 2030 auf das Niveau der nach § 115b SGB V vergüteten Leistungen. Darüber hinaus hat der Gesetzgeber bisher bei den Vertragspartnern angesiedelte Aufgaben zur Leistungsauswahl, zur Vergütung, zur Entwicklung eines Kalkulationskonzeptes sowie die Evaluation an das Institut für das Entgeltsystem im Krankenhaus (InEK) und das Institut des Bewertungsausschusses (InBA) übertragen und mit engen Fristen versehen (siehe hierzu auch die Ausführungen unter dem Punkt „**Leistungserbringung gemäß § 115f SGB V ab 2026**" in der „Einleitung").

Die Vertragsparteien GKV-SV, KBV und DKG hatten gemäß § 115f Abs. 2 Satz 3 SGB V bis zum 15.02.2025 das InEK und das InBA gemeinsam zu beauftragen, die Auswahl der Leistungen nach § 115f Abs. 1 Satz 1 Nr. 2 SGB V zu überprüfen und einen Vorschlag zur Anpassung der Leistungsauswahl vorzulegen. Ein Konsens über die Beauftragung der Institute InEK und InBA konnte jedoch nicht erzielt werden. Bei den intensiven und kontroversen Verhandlungen standen insbesondere die Auswahlkriterien zur Anzahl der Verweildauertage und der PCCL im Fokus. Hierzu konnten sich die Vertragsparteien nicht verständigen. Die DKG hat hierbei an den bisherigen Kriterien VWD = 1 und PCCL ≤ 2 festgehalten.

Gemäß § 115f Abs. 2 Satz 1 SGB V haben die Vertragsparteien die Auswahl der Leistungen nach § 115f Abs. 1 Satz 1 Nr. 2 SGB V jährlich zu überprüfen und, sofern zur Einhaltung der Vorgaben nach § 115f Abs. 2 Satz 2 SGB V erforderlich, bis zum 31. März des jeweiligen Kalenderjahres, in dem die Überprüfung stattfindet, auf Grundlage des nach § 115f Abs. 2 Satz 3 SGB V beauftragten Vorschlags mit Wirkung ab dem 1. Januar des folgenden Kalenderjahres anzupassen.

Nachdem die Vertragsparteien das BMG informiert hatten, dass ein Konsens über die Beauftragung der Institute bis zum 15.02.2025 nicht möglich war, beauftragte das BMG die Institute mit der Überprüfung der Leistungsauswahl und zur Erarbeitung eines Vorschlags zur Anpassung der Leistungsauswahl für 2026 (vgl. § 115f Abs. 4 Satz 1 SGB V).

Am 21.03.2025 erhielten die Vertragsparteien von den Instituten eine Fallzahlabschätzung und Erläuterungen zu damit verbundenen Problemstellungen. Die Institute hatten hierbei keine konkrete Ausgestaltung der Hybrid-Leistungen für 2026 vorgenommen, sondern lediglich sog. „Mutter-DRGs" benannt, aus denen Hybrid-DRGs entwickelt werden könnten. Darüber hinaus wurden Problemstellungen aufgezeigt, die im Vorfeld der weiteren Bearbeitung einer Klärung zugeführt werden müssten (wie z.B. Umgang mit differenten Sachkosten, Abrechenbarkeit von Zusatzentgelten, Beibehaltung des Ausschlusses von bösartigen Neubildungen). Die Vertragsparteien stimmten darin überein, dass die zur Verfügung gestellten Informationen keine ausreichende Grundlage für eine Vereinbarung zur Anpassung der Leistungsauswahl für die Hybrid-DRGs 2026 bildeten, sodass kein fristgerechter Abschluss einer Vereinbarung zur Leistungsauswahl 2026 erfolgen konnte. Das BMG und die Institute wurden von den Vertragsparteien hierüber entsprechend informiert. Damit war gemäß § 115f Abs. 4 Satz 2 SGB V der ergänzte erweiterte Bewertungsausschuss (ergEBA) aufgerufen, den Inhalt der Vereinbarung mit einer Mehrheit von zwei Dritteln seiner stimmberechtigten Mitglieder innerhalb von vier Wochen festzusetzen.

Der ergEBA tagte am 28.04.2025 und traf gegen die Stimmen der DKG eine weitreichende Entscheidung zur Leistungsauswahl bei den Hybrid-DRGs. Sowohl die unparteiischen Mitglieder als auch die Vertragsparteien GKV-SV und KBV folgten bei der Festsetzung strikt der gesetzlichen Vorgabe von mindestens einer Million bisher vollstationär erbrachter Fälle. Um dieses Volumen zu erreichen, wurden auch Zwei-Tages-Fälle, d.h. Fälle mit zwei Übernachtungen, in die Fallzahlermittlung einbezogen. Dadurch erfolgt eine massive Ausweitung der Hybrid-Leistungen, ohne dass die notwendigen strukturellen und konzeptionellen Rahmenbedingungen hierzu sichergestellt sind. Weder liegt eine ganzheitliche Versorgungsplanung von Voruntersuchung über Behandlung bis zur Nachsorge vor, noch wurde bisher eine Vergütungslogik etabliert, die neben Fallpauschalen auch Zusatzentgelte oder andere Vergütungselemente zulässt.

Die Vertragsparteien GVK-SV, KBV und DKG waren im Anschluss hieran verpflichtet, die Institute bis zum 15.05.2025 mit der Erarbeitung eines Vorschlags für die Kalkulation der Vergütung differenziert nach dem Schweregrad der Fälle zu beauftragen, um dann auf der Grundlage dieses Vorschlags bis zum 30.06.2025 eine Vereinbarung über die spezielle sektorengleiche Vergütung gemäß § 115f Abs. 1 Satz 1 Nr. 1 SGB V zu schließen (vgl. § 115f Abs. 1 Satz 9 SGB V).

Ein Konsens über die Beauftragung der Institute mit der Erarbeitung eines Kalkulationsvorschlags für die Vergütung konnte jedoch bis zum 15.05.2025 ebenso wenig erreicht werden. Zu wesentlichen Fragestellungen, deren Beantwortung für eine zielführende Beauftragung der Institute notwendig sind, konnte zwischen den Vertragsparteien keine einvernehmliche Positionierung konsentiert werden. Diese umfassen die Kernelemente einer Berechnungssystematik, wie z. B. ob weiterhin einheitliche Fallpauschalen für Hybrid-DRGs ohne Unterscheidung der Verweildauern zu etablieren sind. Seitens der DKG wird dies aufgrund der vorgesehenen Ausweitung von Hybrid-DRGs auf bis zu drei Kalendertage als nicht sachgerecht abgelehnt. Die DKG stimmte daher einer Beauftragung der Institute zur Erarbeitung eines Vorschlags für die Kalkulation der Vergütung für das Leistungsjahr 2026 nicht zu. Gemäß § 115f Abs. 4 Satz 1 SGB V erfolgte die Beauftragung der Institute daraufhin durch das BMG. Die Institute stellten den Vertragsparteien am 20.06.2025 einen Vorschlag für die Kalkulation der Vergütung für das Jahr 2026 zur Verfügung und erläuterten diesen Vorschlag den Vertragsparteien am 25.06.2025. Seitens der Institute wurde insbesondere auf große methodische Einschränkungen und die unzureichende Datenlage aus der vertragsärztlichen Versorgung hingewiesen. Sowohl in den Ausführungen des vorgelegten Vorschlags zur Kalkulation als auch in den mündlichen Erläuterungen stellten die Institute dar, dass deutliche Probleme im Umgang mit nicht eindeutigen Zuordnungen von Versicherten bzw. Operationsfällen entsprechend des Leistungskatalogs zu den Hybrid-DRGs bestehen. Aufgrund der unterschiedlichen Positionen und der engen gesetzlichen Fristen war es nicht möglich, auf dieser Grundlage bis zum 30.06.2025 eine einvernehmliche Vergütungsvereinbarung abzuschließen. Damit war gemäß § 115f Abs. 4 Satz 2 SGB V der ergEBA auch hinsichtlich der Vergütungsvereinbarung verpflichtet, den Inhalt der Vereinbarung mit einer Mehrheit von zwei Dritteln seiner stimmberechtigten Mitglieder innerhalb von vier Wochen festzusetzen.

Der ergEBA tagte am 03.07.2025 und traf abermals gegen die Stimmen der DKG weitreichende Entscheidungen zur Kalkulation der Hybrid-DRGs. Zu beachten ist dabei, dass die erforderlichen Informationen für eine endgültige Festlegung der Vergütung in der Sitzung des ergEBA am 03.07.2025 nicht vorlagen, da diese Festlegungen erst im Zusammenhang mit der Kalkulation des Fallpauschalenkatalogs für das aG-DRG-System 2026 umsetzbar sind. Somit war der ergEBA nicht in der Lage, am 03.07 2025 eine abschließende Vergütungsvereinbarung festzusetzen. Der Beschluss des ergEBA sieht aber vor, dass dieser nach Ablauf seiner gesetzlich festgelegten Zuständigkeit weitere abschließende Entscheidungen zur Vergütung treffen soll. In § 115f Abs. 4 Satz 5 SGB V ist demgegenüber vorgesehen, dass das BMG ermächtigt ist, den Inhalt der Vergütungsvereinbarung festzulegen, wenn der ergEBA diesen ganz oder teilweise nicht oder nicht fristgerecht festsetzt. Der Beschluss des ergEBA vom 03.07.2025 zur speziellen sektorengleichen Vergütung nach § 115f Abs. 1 Satz 1 Nr. 1 SGB V für das Abrechnungsjahr 2026 trifft demnach nach Ansicht der DKG Festlegungen entgegen der in § 115f SGB V vorgesehenen gesetzlichen Vorgaben. Hierauf hat die DKG das BMG hingewiesen und das BMG zur Beanstandung des Beschlusses aufgefordert.

Eine diesbezügliche Rückmeldung des BMG steht noch aus. Die abschließende Festlegung der speziellen sektorengleichen Vergütung für das Abrechnungsjahr 2026 bleibt derzeit noch abzuwarten.

5 FAQ zur Leistungserbringung gemäß § 115f SGB V

Stand: 16.07.2025

Themenblock	Frage	Antwort
Rechtliche Einordnung der § 115f-Leistungen der Krankenhäuser	Ist die Leistungserbringung der Krankenhäuser gemäß § 115f SGB V dem ambulanten oder dem stationären Leistungsgeschehen zuzuordnen?	Zuordnung der § 115f-Leistungen der Krankenhäuser zum stationären Leistungsbereich • **für eine ausführliche Begründung, warum dies so erfolgt ist, siehe Punkt 4.2 der Umsetzungshinweise**
Krankenhausinterne Organisation der Patientenbehandlung	Wie soll die Patientenbehandlung im Bereich des § 115f SGB V krankenhausintern organisiert werden?	Empfehlung: • verwaltungsmäßiges Aufnahmeprocedere angelehnt an die stationären Abläufe • ggf. zwischen Ort und Art und Weise der Durchführung der Patientenbehandlung (z. B. im ambulanten Setting) und dem verwaltungsmäßigen Aufnahmeprozedere (z. B. angelehnt an die stationären Abläufe) unterscheiden • künftig könnte ein eigens für den Leistungsbereich des § 115f SGB V entwickeltes Aufnahmeprozedere empfehlenswert sein • **für ausführliche Erläuterungen siehe Punkt 4.3 der Umsetzungshinweise**
Formularwesen, Behandlungsvertrag	Wie erfolgt die verwaltungsmäßige Abwicklung der Behandlung gemäß § 115f SGB V (z. B. Behandlungsvertrag)?	Empfehlung: • Verwendung des zwischen dem Patienten und dem Krankenhaus zu schließenden stationären Behandlungsvertrages gemäß § 630a BGB • der von der DKG empfohlene DRG-Entgelttarif wurde angepasst • **Für ausführliche Erläuterungen und mögliche Ergänzungsvorschläge der Vertragsunterlagen siehe Punkt 4.4 der Umsetzungshinweise**
Berechtigte Leistungserbringer	Wer ist zur Leistungserbringung gemäß § 115f SGB V berechtigt?	• Die an der Versorgung teilnehmenden Leistungserbringer gemäß § 95 Abs. 1 Satz 1 SGB V sowie Krankenhäuser nach § 108 SGB V, die die in § 115b Abs. 1 Satz 5

5 FAQ zur Leistungserbringung gemäß § 115f SGB V

Themenblock	Frage	Antwort
		SGB V genannten Qualitätsvoraussetzungen erfüllen. • Siehe Punkt 4.5 der Umsetzungshinweise
Zugang zur Leistungserbringung	Benötigen Patienten einen Einweisungsschein? Wie ist zu verfahren, wenn Patienten einen Überweisungsschein haben?	• **Nein**, Patienten benötigen **keinen** Einweisungsschein • auch Patienten mit Überweisungsschein können behandelt werden • auch Patienten ohne Einweisung oder Überweisung können behandelt werden (dann elektronische Gesundheitskarte in Verbindung mit einem amtlichen Lichtbildausweis erforderlich) • **Siehe Punkt 4.6 der Umsetzungshinweise**
Zuzahlungen	Sind von den Patienten Zuzahlungen zu leisten?	• **Nein**, für die Leistungen gemäß § 115f SGB V werden **keine** Zuzahlungen erhoben • **Siehe Punkt 4.7 der Umsetzungshinweise**
Entlassmanagement/Verordnungsmöglichkeiten	Können Verordnungen ausgestellt werden?	• **Ja**, das Entlassmanagement findet bei Leistungen gemäß § 115f SGB V Anwendung • und zwar unabhängig von der Aufenthaltsdauer der Patienten im Krankenhaus • im Rahmen des Entlassmanagements können z.B. Verordnungen oder AU-Bescheinigungen ausgestellt werden • Es gelten die Regelungen des Rahmenvertrages zum Entlassmanagements • **Siehe Punkt 4.8 der Umsetzungshinweise**
Zahlungsfrist	Bis wann müssen die Krankenkassen Rechnungen für Hybrid-Leistungen begleichen?	• Innerhalb von **fünf Tagen** nach Rechnungseingang • **Siehe Punkt 4.9 der Umsetzungshinweise**
Wahlleistungen	Können für Hybrid-Leistungen Wahlleistungsvereinbarungen abgeschlossen werden?	• PKV-Verband und DKG gehen davon aus, dass die Hybrid-Leistungen der Krankenhäuser wahlleistungsfähig sind • und zwar unabhängig davon, ob Patienten am selben Tag das Krankenhaus verlassen oder sie sich über Nacht im Krankenhaus aufhalten

Themenblock	Frage	Antwort
		• es gibt dazu einen gemeinsamen Rechtsstandpunkt von PKV-Verband und DKG, über den per DKG-Rundschreiben informiert wurde • **Siehe Punkt 4.10 der Umsetzungshinweise**
Belegärztliche Leistungen	Können im Rahmen von § 115f SGB V belegärztliche Leistungen erbracht werden?	• **Nein**, klassisches Belegarztwesen kann im Bereich der Hybrid-DRG-Verordnung **nicht zur Anwendung kommen** • **Splittung** in ärztliche Leistung des Belegarztes und Beleg-DRG des Krankenhauses **nicht möglich**, weil die Hybrid-DRG nur einmalig vergütet wird • es gibt aber **Kooperationsmöglichkeiten** zwischen Vertragsärzten und Krankenhäusern • **für ausführliche Erläuterungen siehe Punkt 4.11 der Umsetzungshinweise**
Fallzusammenfassung	Erfolgt eine Fallzusammenfassung?	• **Ja**, aber nur wenn Patienten **am Tag der Entlassung in unmittelbarem Zusammenhang mit der Leistungserbringung gemäß § 115f SGB V im selben Krankenhaus** zur vollstationären Krankenhausbehandlung wiederaufgenommen werden • Dann sind die Falldaten zusammenzufassen; führt in der Regel zur Abrechnung einer vollstationären DRG • **Siehe Punkt 4.12 der Umsetzungshinweise**
Verhältnis von § 115b SGB V zu § 115f SGB V	Besteht für Krankenhäuser eine Wahlmöglichkeit hinsichtlich der Leistungserbringung, wenn sich § 115f-Leistungen auch im AOP-Katalog befinden?	• **Nein**, es besteht keine Wahlmöglichkeit • für die in der Anlage 1 der Hybrid-DRG-Vergütungsvereinbarung genannten Leistungen ist eine Abrechnung über die Vergütungssystematik des § 115b SGB V ausgeschlossen (vgl. § 1 Abs. 2 der Hybrid-DRG-Umsetzungsvereinbarung) • Dieser Ausschluss beruht darauf, dass gemäß § 115f Abs. 1 Satz 1 Nr. 2 SGB V eine Vergütung für die in der Anlage 1 der Hybrid-DRG-Vergütungsvereinbarung genannten

5 FAQ zur Leistungserbringung gemäß § 115f SGB V

Themenblock	Frage	Antwort
		Leistungen **ausschließlich** über Hybrid-DRGs erfolgt • **Siehe Punkt 4.13 der Umsetzungshinweise**
MD-Prüfungen	Können § 115f-Leistungen der Krankenhäuser durch den MD geprüft werden?	• Prüfmöglichkeit für den MD dürfte gegeben sein • es ist aber davon auszugehen, dass keine verstärkte Überprüfung durch den MD erfolgt, da dies keine Änderung des Abrechnungsbetrages zur Folge hätte • **Siehe Punkt 4.14 der Umsetzungshinweise**
Abrechnung vor- und nachstationärer Leistungen	Können Krankenhäuser im Zusammenhang mit Hybrid-Leistungen vor- und nachstationäre Leistungen erbringen und abrechnen?	• **Nein,** gemäß § 5 Abs. 6 der Hybrid-DRG-Vergütungsvereinbarung ist eine vor- und nachstationäre Behandlung gemäß § 115a SGB V neben der Fallpauschale nicht gesondert berechenbar. • **Siehe Punkt 4.15 der Umsetzungshinweise**
Postoperative Nachbehandlung	Können Krankenhäuser im Zusammenhang mit Hybrid-Leistungen eine postoperative Nachbehandlung vornehmen und abrechnen?	**Ja,** § 5 Abs. 7 der Hybrid-DRG-Vergütungsvereinbarung sieht vor, dass eine **postoperative Nachbehandlung** durch • das die Leistung gemäß Anlage 1 durchführende Krankenhaus, • die die Leistung gemäß Anlage 1 durchführenden Vertragsärzte oder • eine andere Vertragsärztin oder einen anderen Vertragsarzt erfolgen kann. Erfolgt die postoperative Nachbehandlung in den 21 Tagen nach Abschluss der postoperativen Nachbehandlung durch das die Leistung gemäß Anlage 1 durchführende Krankenhaus, ist die Hybrid-DRG um **30 Euro** erhöht. Es ist bei der Abrechnung ein abweichender Entgeltschlüssel anzuwenden (vgl. Umsetzungshinweise Punkt 4.19). Die abrechnungsfähige erhöhte Fallpauschale ist in Anlage 2 der Vergütungsvereinbarung (Spalte B) ausgewiesen.

Themenblock	Frage	Antwort
		• Für ausführliche Erläuterungen siehe Punkt 4.16 der Umsetzungshinweise
Zusatzentgelte, Zu- und Abschläge	Sind Zusatzentgelte, Zu- und Abschläge für Hybrid-Leistungen abrechenbar?	• **Nein**, gemäß § 3 der Hybrid-DRG-Vergütungsvereinbarung ist die in der Anlage 2 der Hybrid-DRG-Vergütungsvereinbarung vorgesehene Vergütung abschließend, es sei denn, in der Vergütungsvereinbarung ist etwas Abweichendes geregelt. • In Bezug auf Zusatzentgelte und Zuschläge findet sich eine derartige Ausnahme nur in § 5 Abs. 8 der Vergütungsvereinbarung. • Dies bedeutet im Umkehrschluss, dass abgesehen davon **keine Zusatzentgelte, Zu- oder Abschläge sowie sonstige Entgelte** zusammen mit der Hybrid-DRG abrechenbar bzw. im Datenaustausch zu übermitteln sind. Dies gilt auch für **Dialyse** bzw. **Bluter**. • Die Sicherstellung von Leistungen der **Dialyse bzw. für Bluter** hat über den ambulanten (vertragsärztlichen) Bereich zu erfolgen. • Bis einschließlich 31.12.2025 ist gemäß § 5 Abs. 8 der Vergütungsvereinbarung für Patienten, die zur Durchführung einer Leistung gemäß den Hybrid-DRG H41M und H41N nach Anlage 2 in einem Krankenhaus behandelt werden und aus medizinischen Gründen eine selbstexpandierende Prothese am Gastrointestinaltrakt eingesetzt wurde (ZE2025-54), anstelle der Hybrid-DRG H41M die DRG H41F und für die Hybrid-DRG H41N die DRG H41D jeweils einschließlich des ZE2025-54 abzurechnen. Die betreffenden Fälle sind vollstationären Fällen gleichgestellt. In der Datenübermittlung, aber auch in Statistik und Datenlieferungen sind diese Fälle wie vollstationäre Fälle zu behandeln. • Siehe Punkt 4.17 der Umsetzungshinweise
Pflegebudget	Sind Pflegeentgelte für Hybrid-Leistungen abrechenbar?	• Nein. • Siehe Punkt 4.18 der Umsetzungshinweise

5 FAQ zur Leistungserbringung gemäß § 115f SGB V

Themenblock	Frage	Antwort
Datenübermittlung	Wie erfolgt die Abrechnung der Hybrid-DRG-Fälle?	• Die Abrechnung der Hybrid-DRG-fälle erfolgt als eigenständiger Abrechnungsfall, wenn der Fall bei Anwendung des jeweils gültigen aG-DRG-Groupierungsalgorithmus in die betreffende Hybrid-DRG eingruppiert wird. • Es kommen die Datenstrukturen der stationären Krankenhausabrechnung (Aufnahmeanzeige, Entlassungsanzeige, Rechnungssatz) zur Anwendung, da diese die Übermittlung der Hybrid-DRG zusammen mit den abrechnungsbegründenden Unterlagen ermöglichen. • Siehe Punkt 4.19 der Umsetzungshinweise
	Nutzen KH-MVZ die Datenübermittlung nach § 301 Abs.3 SGB V?	• Nein. • Siehe Punkt 4.19 der Umsetzungshinweise; **Besonderheit vertragsärztliche Leistungserbringer (auch MVZ)**
	Wann ist der Abrechnungsfall als Hybridfall zu identifizieren?	• **So früh wie möglich** ist der Abrechnungsfall im Prozess als § 115f-Fall zu identifizieren, um die kassenseitig geforderte Kennzeichnung (Aufnahmegrund `12`) bereits mit der Aufnahmeanzeige zu ermöglichen. • Siehe Punkt 4.19 der Umsetzungshinweise; **Neuer Aufnahmegrund**
	Was ist zu tun, wenn die Aufnahmeanzeige mit Aufnahmegrund '01' – Krankenhausbehandlung, vollstationär bereits versandt wurde?	• Die ist zu korrigieren, wenn das Ergebnis des Groupings feststeht. Hierbei ist zu beachten, dass zuvor andere bereits an den Kostenträger übermittelte Folge-Nachrichten zu stornieren sind, z.B. die Entlassungsanzeige • Siehe Punkt 4.19 der Umsetzungshinweise; **Neuer Aufnahmegrund**
	Welche Entgeltschlüssel werden für die Abrechnung von Hybrid-DRG verwendet?	• Der Abrechnungsdatensatz zu Hybrid-DRG-Fällen nach §115f SGB V enthält grundsätzlich **nur eine einzige Rechnungsposition für die Hybrid-DRG ohne fallbezogene Zu- und Abschläge.** • Die Gruppe der Entgeltschlüssel für DRGs (Schlüssel 1.-2.Stelle „70") wurde zur Abrechnung von Hybrid-DRGs weiter differenziert (dritte Stelle `9` für Hybrid-DRG). Nach

Teil II Spezielle sektorengleiche Vergütung nach § 115f SGB V

Themenblock	Frage	Antwort
		einer „0" an vierter Stelle folgt an den Stellen 5.-8. die Hybrid-DRG, z.B. 7090G09N für die Hybrid-DRG G09N • Findet eine postoperative Nachbehandlung statt, wird die um 30 Euro erhöhte Fallpauschale aus Anlage 2 der Hybrid-DRG-Vergütungsvereinbarung verwendet und im Entgeltschlüssel durch eine „1" an vierter Stelle gekennzeichnet, z.B. 7091G09N für die Hybrid-DRG G09N mit postoperativer Nachbehandlung. • **Siehe Punkt 4.19 der Umsetzungshinweise; Rechnungssatz**
PpUG-Nachweis-Vereinbarung 2025 (PpUG)	Ist ein PpUG-Nachweis für Hybridfälle zu führen?	• Den Krankenhäusern wird empfohlen bei den Vorgaben zur PpUG ebenso vorzugehen wie in vergleichbaren Konstellationen. • **Siehe Punkt 4.20 der Umsetzungshinweise**
Begleitpersonen	Können bei Hybrid-Leistungen Zuschläge für Begleitpersonen in Rechnung gestellt werden?	• Nein • **Siehe Punkt 4.21 der Umsetzungshinweise**
Leistungserbringung gemäß § 115f SGB V außerhalb des zugelassenen Krankenhausstandortes	Können Krankenhäuser Leistungen gemäß § 115f SGB V außerhalb ihres zugelassenen Krankenhausstandortes erbringen?	• Aufgrund der Zuordnung der § 115f-Fälle der Krankenhäuser zur stationären Leistungserbringung dürfte es nicht empfehlenswert sein, die Leistungserbringung gemäß § 115f SGB V räumlich zu verlagern, ohne dies der Planungsbehörde anzuzeigen bzw. sich die räumliche Verlagerung – je nach jeweiliger Vorgabe der Landeskrankenhausplanung – gegebenenfalls sogar genehmigen zu lassen. • **für ausführliche Erläuterungen siehe Punkt 4.22 der Umsetzungshinweise**